临床口腔科
诊疗方法

张文娟 宋建忠 黄运动 孙 婷 杨永强 曹 雪 主编

北京航空航天大学出版社

BEIHANG UNIVERSITY PRESS

图书在版编目（CIP）数据

临床口腔科诊疗方法 / 张文娟等主编. -- 北京：
北京航空航天大学出版社，2024. 6. -- ISBN 978-7
-5124-4448-5

Ⅰ．R78

中国国家版本馆CIP数据核字第20247WR482号

临床口腔科诊疗方法

责任编辑：刘恬利　李　帆

责任印制：刘　斌

出版发行：北京航空航天大学出版社

地　　址：北京市海淀区学院路37号（100191）

网　　址：http://www.buaapress.com.cn

读者信箱：bhxszx@163.com

印　　刷：三河市天利华印刷装订有限公司印装

开　　本：710mm×1000mm　1/16

印　　张：10.5

字　　数：171千字

版　　次：2024年6月第1版

印　　次：2024年6月第1次印刷

定　　价：88.00元

编 委 会

前　言

　　口腔医学作为生物医学的一个组成部分，它既有医学属性，又与现代科技紧密相连。近年来，由于现代科学研究的发展，口腔医学正以前所未有的速度不断取得新进展。为适应口腔医学的快速发展，满足口腔临床工作者的实际需求，笔者咨询了长期从事临床一线的医务工作者，参阅了大量的国内外文献，并结合丰富的临床经验，着手撰写了此书。

　　本书首先介绍了口腔科常见症状的鉴别诊断，然后以较大篇幅重点阐述了儿童龋病、牙髓病、口腔颌面部创伤、错𬌗畸形等方面的内容。针对各种疾病从病因学、临床类型及诊断、治疗原则及设计、治疗方法及步骤等方面进行了详细介绍。希望本书能为口腔科医师处理相关问题提供参考，或作为医学院校学生学习之用。

　　本书参编人员较多，编写风格不尽一致，再加上当今医学发展迅速，书中难免存在疏漏之处，恳请广大读者不吝指正。

编　者

2024 年 5 月

目　录

第一章 口腔检查

第一节 检查前准备

口腔疾病常常与全身疾病关系紧密，因此，在口腔检查中检查者不仅应关注牙体、牙周、口腔黏膜及颌面部情况，还应具有整体观念，对患者的全身状况给予关注，必要时须请相关科室人员会诊。

一、医师的准备

在口腔检查与治疗过程中，需要建立良好的医患关系。在对患者进行检查前，需要进行手部的消毒：剪短指甲，肥皂洗手，清水冲洗后佩戴一次性医用手套。

二、检查器械的准备

1. 椅位的检查和调节　口腔检查的第一步要进行椅位检查与调节。一般的，患者的头、颈和背应处于一条直线。检查上颌牙时，椅背应稍向后仰，使上颌牙列与地面呈45°；检查下颌牙时，椅背应稍直立，使下颌牙平面与地面基本平行。牙椅的灯光要照射在患者口腔的拟检查部位，避免因强光照射引起患者眼部不适。在检查过程中，医师要注意坐姿，无法直视的部位应尽量使用口镜，减少身体前屈、弯腰低头等动作，以减轻疲劳，预防颈椎、腰椎病的发生。

2. 口腔检查器械　口腔检查时需要特殊的口腔检查器械，如口镜、探针、镊子等。检查时，医师一般左手持口镜，右手持镊子或探针。根据检查目的的不同亦可辅以其他器械，如牙周探针等。所有器械须经严格消毒后方可使用。

（1）口镜：口镜分平面和凹面两种，后者有放大作用，应根据需要选用。口镜可用于牵拉颊部或推压舌体，以便于医师检查内部情况；通过镜像反射，医师可对上颌牙等难以直视的部位进行检查。口镜还可用于聚集光线，增加检查部位的亮度与可视度。

（2）镊子：镊子的主要作用为夹持，如各种敷料、异物及其他小器械；也可用于夹持牙以检查松动度；还可用镊子末端敲击牙以检查其叩痛情况。

（3）探针：探针的两头弯曲形态不同，一端呈半圆形，另一端呈三弯形，医师可通过探诊时的手感检查牙各面的点、隙、裂、沟及龋洞等情况，结合患者的主观感觉，寻找牙的表面敏感区域及敏感程度，亦可粗略探测牙周袋。专门的牙周探针不同于普通探针，其具有刻度，且尖端圆钝，能准确测量牙周袋深度，避免刺伤袋底。

（张文娟）

第二节　检查内容

一、一般检查

1. 问诊　问诊是医师与患者通过交谈，以了解患者疾病的发生、发展和诊疗情况的过程。问诊内容一般包括主诉、现病史、既往史和系统回顾，对怀疑有遗传倾向疾病的患者还应询问家族史。

（1）主诉：主诉是患者感受最明显的症状，也是本次就诊的主要原因。主诉的记录应包含症状、部位和患病时间等要素，如"上颌后牙冷热激发痛1周"。

（2）现病史：现病史是病史的主体部分，是反映疾病发生、发展过程的重要依据。现病史的基本内容包括发病情况、患病时间、主要症状、可能诱因、症状加重或缓解的原因、病情发展及演变和诊治经过及效果等。在牙体牙髓病科，患者常见的症状为疼痛。疼痛性质对明确诊断意义重大，故应仔细询问。

（3）既往史：是患者过去的患病情况，包括外伤史、手术史及过敏史等。

（4）系统回顾：有些口腔疾病与全身情况有关，如一些患有血液病、内分泌疾病或维生素缺乏的患者可能因牙龈出血等症状到口腔科就诊，故应询问全身系统性疾病情况。

（5）家族史：当现有疾病可能有遗传倾向时，应对家族史进行询问并记录。

2. 视诊　视诊是指医师用眼对患者全身和局部情况进行观察，以判断病情的方法，内容如下。

（1）全身情况：通过视诊可对患者的全身状况进行初步了解，如患者的精神状态、营养和发育状况等，一些疾病具有特殊的面容或表情特征，医师可通过视诊发现。

（2）颌面部：首先观察左、右面部是否对称，有无肿胀、肿物或畸形；患者是否具有急性疼痛面容；面部皮肤的颜色及光滑度如何，有无瘢痕或窦道；检查面神经功能时，观察鼻唇沟是否变浅或消失，做闭眼、吹口哨等动作时面部两侧的运动是否协调，有无口角歪斜等。

（3）牙体：重点检查主诉牙，兼顾其他牙。

1）颜色和透明度：颜色和透明度的改变常能为诊断提供线索，如龋齿呈白垩或棕褐色，死髓牙呈暗灰色，四环素牙呈暗黄或灰棕色，氟牙症患牙呈白垩色或具有黄褐色斑纹等。

2）形状：牙体的异常形状包括前磨牙的畸形中央尖、上颌切牙的畸形舌侧窝、畸形舌侧沟、融合牙、双生牙、结合牙和先天性梅毒牙等，这些情况均由于先天缺陷导致牙齿硬组织破坏，常引起牙髓炎等。另外，还须注意过大牙、过小牙和锥形牙等牙形态异常改变。

3）排列和接触关系：牙列有无错位、倾斜、扭转、深覆盖/𬌗、开𬌗、反𬌗等情况。

4）牙体缺损：可与探诊相结合。对于龋洞、楔状缺损和外伤性缺损等要注意其大小和深浅，特别要注意是否露髓。牙冠破坏 1/2 以上者称为残冠，牙冠全部或接近全部丧失者称为残根。原则上，有保留价值的残冠、残根应尽量保留。

（4）牙龈和牙周组织：正常牙龈呈现粉红色，表面可有点彩，发生炎症时牙龈局部肿胀、点彩消失，因充血或淤血可呈现鲜红或暗红色，还可因血液病出现苍白、渗血、水肿、糜烂等；必要时应行血液检查以排查；牙间龈乳头有无肿胀、充血、萎缩、增生或坏死等；有无牙周袋，若有，累及范围及深度如何、袋内分泌情况如何等。

（5）口腔黏膜：指覆盖在唇、舌、腭、咽等部位的表层组织。检查中应注意以下变化。

1）色泽：口腔黏膜处于炎症时出现充血、发红，扁平苔藓可有糜烂和白色网状纹，白斑时可有各种类型的白色斑片。

2）溃疡：复发性口疮、口腔黏膜结核和癌症等均可表现为溃疡。除对溃疡的外形、分泌情况、有无局部刺激物等进行视诊外，还须结合问诊了解溃疡发生的持续时间和复发情况，结合触诊等了解溃疡质地是否坚硬，有无周围浸润等情况的发生。

3）肿胀或肿物：须结合其他检查，确定有无牙源性损害，有无压痛，活动度如何，有无粘连，边界是否清楚等。

另外，还应注意舌背有无裂纹、舌乳头的分布和变化及舌体的运动情况等。

3. 探诊 探诊指利用探测器械（探针）进行检查的检查方法。

（1）牙体：主要用于对龋洞的检查，明确龋洞部位、范围、深浅、探痛情况等。对于活髓牙，龋洞较深时探诊动作一定要轻柔，以免触及穿髓点引起剧痛。勿遗漏邻面和龈下的探诊检查。探诊还应包括明确牙的敏感区域、敏感程度、充填体边缘的密合情况及有无继发龋等。

（2）牙周：探查牙龈表面质感是松软还是坚实，牙周袋的深浅，牙龈和牙的附着关系，了解牙周袋深度和附着情况。探诊时要注意以下几点。

1）支点稳定：尽可能贴近牙面，以免器械失控而刺伤牙周组织。

2）角度正确：探诊时探针应与牙体长轴方向一致。

3）力量适中：掌握力度大小，在发现病变的同时不引起伤痛。

4）面面俱到：按一定的顺序，如牙体近中、中、远中进行牙周探诊并做记录，避免漏诊。

（3）窦道：窦道口多见于牙龈，偶见于皮肤表面。窦道的存在提示有慢性根尖周炎的患牙存在，但患牙位置不一定与窦道口对应，可将圆头探针插入窦道并缓慢推进以明确来源。

4. 叩诊　叩诊是用口镜或镊子末端叩击牙，通过患者的反应和叩击声音检查患牙的方法。叩诊要注意以下几点。

（1）选择对照牙：健康的对侧同名牙或邻牙是最好的阴性对照。叩诊时，应从健康牙开始，逐渐过渡到可疑牙。牙对叩诊的反应一般分为5级：（−）、（±）、（+）、（++）、（+++），分别代表"无、可疑、轻度、中度、重度"叩痛。

（2）叩击方向：垂直叩诊主要用于检查根尖部的急性炎症情况，水平叩诊主要用于检查牙体周围组织的炎症情况。

（3）力度适中：以健康的同名牙或邻牙叩诊无痛的最大力度为上限，对于急性尖周炎的患牙，叩诊力度要小，以免增加患者的痛苦。

5. 触诊　触诊是用手指或器械在病变部位进行触摸或按压，依靠检查者和被检查者的感觉对病变的硬度、范围、形状、活动度等进行检查的方法。口内检查时应戴手套或指套。

（1）颌面部：医师用手指触压颌面部以明确病变范围、硬度、触压痛情况、波动感和动度等。

（2）淋巴结：与口腔疾病关系密切的有颌下、颏下、颈部淋巴结。检查时可嘱患者放松，头部略低下并偏向检查者，检查者一手固定患者头部，另一手触诊相关部位的淋巴结。触诊有助于检查发生病变的淋巴结，其在大小、数目、硬度、压痛和粘连情况等方面会有所变化。炎症发生时，相关区域淋巴结出现增大、压痛，但质地无甚变化；肿瘤转移时，相关淋巴结常增大、质硬、无触痛且多与周围组织粘连；结核性淋巴增大多见于颈部，淋巴结可成串、相互粘连且易破溃。

（3）颞下颌关节：检查者面对患者，以双手示指和中指腹面贴于患者的耳屏前，嘱其做开闭口动作，继而做侧方运动，观察双侧运动是否对称、协调；检查关节运动中有无轨迹异常，有无杂音；张口度的检查是颞下颌关节检查的重要内容，张口度大小以大张口时上、下中切牙切缘间能放入自己横指（通常是示指、中指和环指）的数目为参考（表1-1）。

表1-1　张口受限程度的检查记录方法和临床意义

能放入的手指数	检查记录	临床意义
3	正常	无张口受限（张口度正常）
2	Ⅰ度受限	轻度张口受限
1	Ⅱ度受限	中度张口受限
1以下	Ⅲ度受限	重度张口受限

（4）牙周组织：检查者将手指尖置于牙颈与牙龈交界处，嘱患者做咬合动作，手感振动较大时提示存在创伤殆可能。

（5）根尖周组织：用手指尖或镊子夹一棉球轻压根尖部，根据压痛、波动感或脓性分泌物情况判断根尖周组织的炎症情况。

6. 嗅诊　嗅诊指通过气味的鉴别进行诊断的检查方法，一般在问诊过程中即已完成。凡口腔卫生不佳，或存在暴露的坏死牙髓，或坏死性龈口炎等可有明显的口臭甚至腐败性恶臭。

7. 松动度检查　用镊子夹持住牙冠或将镊尖并拢置于殆面中央进行摇动可检查牙的松动情况。依据松动幅度或松动方向，可将牙松动程度分为3度（表1-2）。

表1-2　牙松动度检查的依据和分级

分级依据	Ⅰ度	Ⅱ度	Ⅲ度
松动幅度	<1mm	1~2mm	>2mm
松动方向	唇（颊）舌向	唇（颊）舌向近、远中向	唇（颊）舌向近、远中向、殆龈向

8. 咬诊　咬诊是检查牙有无咬合痛或有无早接触点的检查方法。可通过空咬或咬棉签、棉球等实物时的疼痛情况判断有无根尖周病、牙周病、牙隐裂或牙本质敏感等，亦可将咬合纸或蜡片置于牙殆面，嘱其做各种咬合动作，根据留在牙面上的色迹深浅或蜡片厚薄确定早接触点，还可通过特殊的咬诊工具对出现咬合痛的部位进行定位。

9. 冷热诊　冷热诊是通过观察牙齿对不同温度的反应对牙髓状态进行判断的方法。正常牙髓对温度有一定的耐受范围（20℃~50℃）。牙髓发生炎症时，疼痛阈值降低，造成感觉敏感。牙髓变性时，疼痛阈值提高，造成感觉迟钝。牙髓坏死时通常无感觉。

用于冷诊的刺激物须低于10℃，如冷水、无水乙醇、氯乙烷、冰条或冰棒等，用于热诊的刺激物须高于60℃，如加热的牙胶、金属等。

二、特殊检查

当经过一般检查后仍无法确诊时，可借助一些特殊器械、设备进行检查，称之为特殊检查，常见如下。

1. **牙髓电活力测试法**　牙髓电活力测试法是通过观察牙对不同强度电流的耐受程度来判断牙髓状态的方法。电测仪经过不断改进，体积更小，重量更轻，使用时更加便捷。使用电测仪时需要将患牙隔湿，然后将检测头置于待测牙面，调整旋钮以变换电流的刺激强度，同时观察患者的反应，当患者示意疼痛时离开牙面。判读牙髓电活力测试结果时需要注意假阳性和假阴性的排除，必要时结合其他感觉测试结果，综合分析，得出牙髓的状况。

有些电测仪在使用时有其他要求，如需佩戴口内挂钩、仪器检查头与牙面间间隔导电介质等，还应注意如安装有心脏起搏器、全冠修复牙等禁忌证，在使用前应仔细阅读说明书。

2. **激光龋齿探测仪**　德国 KaVo 公司于1998年生产的激光龋齿探测仪，可利用激光激发荧光诊断龋齿，并通过客观数值反映龋损的程度。激光龋齿探测仪是新近出现的一种便携式诊断龋齿仪器，其具有的 A 型探头末端较尖，可对牙面的窝沟进行点探测并将龋损程度数值化，对早期殆面龋的探测更为精确，有助于诊断无洞型龋损。

3. **诊断性备洞**　临床上有时难以对牙髓状况进行准确判定，这时可通过诊断性备洞进行检查。当患牙牙髓存有活力时，备洞至牙本质会有感觉，反之，则说明患牙牙髓坏死。

4. **局部麻醉法**　局部麻醉法是通过麻醉方式确定疼痛部位的方法。如当牙髓炎患者无法分清疼痛牙位置时，可用局部麻醉药（2%普鲁卡因溶液或2%利多卡因溶液等）将三叉神经中的某一支麻醉后再行检查。需要注意的是，局部麻醉法可较好地区分上、下颌牙的疼痛，但对于下颌同侧牙列效果不佳。

5. 穿刺检查　穿刺检查是用注射器刺入肿胀物抽出其中的液体等内容物进行检查的方法。穿刺检查一般在局部麻醉和常规消毒处理后进行，抽取物通常需要进行肉眼和显微镜检查。

（1）肉眼观察：通过对抽取物颜色与性状的观察，初步确定是脓液、囊液还是血液等。

（2）显微镜检查：在显微镜下，脓液主要为中性粒细胞，慢性炎症多为淋巴细胞，囊液可见胆固醇结晶和少量炎细胞，血液主要为红细胞。

（宋建忠）

第三节　X线检查

X线检查的应用愈发广泛，已成为牙科领域重要的辅助检查手段。正常的牙体组织在X线片上的表现为：牙釉质、牙本质为白色的X线阻射影，牙髓组织为黑色的X线透射影，根尖周膜为X线透射影，根尖周的牙槽骨为密度低于牙釉质、牙本质的X线阻射影。

一、分类

根据检查需要，涉及牙体牙髓病的X线检查通常分为根尖片、全口牙位曲面体层X线片、曲面体层片及锥形束CT。

1. 根尖片　根尖片分为平行投照和分角线投照技术，可用于了解特定牙位的牙体、牙周、牙髓及根尖周组织情况，具有放射剂量小、空间分辨率高、操作简单等优点，是牙体牙髓病诊疗过程中最常用的X线检查技术。但需要指出，X线影像是三维物体的平面投射结果，存在影像重叠、变形失真等问题。另外，根尖周的骨质破坏需要到一定程度才可能在根尖片上反映出来，因此必须结合临床检查方能得出准确的诊断。

2. 全口牙位曲面体层X线片　曲面体层摄影是利用体层摄影和狭缝摄影原理，仅需一次曝光即可获得上、下颌的牙列影像，进而了解多个牙位的病变情况，也可用于观察牙槽嵴的吸收状况、龋病及牙根形成等情况。拍摄全口牙位曲面体层X线片的放射剂量较全口根尖片显著减少，同时，曲面体层片还可了解颌骨内病变。但是，曲面体层片的清晰度不及根尖片，如需了解特定牙位的牙体或根尖周情况时，需要补充根尖片。

3. 锥形束CT　锥形束CT（CBCT）于2000年左右开始应用于口腔临床，其采用锥形X射线束和二维探测器，取代了传统的扇形束和一维探测器。扫描时，锥形X射线只需围绕患者1周，即可完成数据采集进行三维重建。锥形束CT的有效放射剂量与曲面体层摄影类似，远小于常规医用CT。在牙体牙髓病的诊疗中，CBCT可用于检查牙体、根管系统、根尖周等组织结构，由于其解决了常规X线片结构重叠与清晰度的问题，可作为进一步的检查手段。

二、应用

1. 诊断

（1）牙体牙髓病：龋齿，如邻面龋、龈下龋、隐匿性龋、充填物底壁或边缘的继发龋等，还可用于龋病的流行病学调查；牙体发育畸形，如畸形舌侧窝、畸形中央尖等；牙根发育情况，如牙根内吸收和外吸收、根折、牙根发育不全、牙骨质增生等；髓腔情况，如髓腔钙化、髓石大小及位置、根管的数目、弯曲、粗细和走行等。

（2）根尖周病：各种根尖周病，如根尖周肉芽肿、脓肿、囊肿及致密性骨炎等。

（3）牙周病：牙槽骨吸收、破坏的程度和类型。

（4）颌面外科疾病：阻生牙、埋伏牙、先天性缺牙、恒牙萌出状态等；颌骨炎症、囊肿、肿瘤等。

2. 治疗

治疗前可用于手术难度的预估，如患牙的根管钙化情况、骨粘连情况等；治疗中可用于判断根管充填质量、牙根残留情况等；用于疗效追踪时可检查根尖周破坏区域是否愈合等。

（黄运动）

第四节 实验室检查

一、血常规检查

在牙体牙髓病的诊治过程中,有时需要进行血常规检查了解患者的健康状态,以初步排除血液系统疾病。例如,进行根尖外科手术前常需要进行血常规检查,若血小板计数偏低,则须暂缓手术。在急性根尖周炎并发间隙感染且患者全身症状明显时,有时也需要进行血常规检查以了解感染情况,进而指导全身用药。

二、细菌学检查

细菌学检查包括涂片、细菌培养、药敏试验等。必要时,细菌学检查有助于选择临床用药。例如,在治疗难治性根尖周炎时,可以根据感染根管的细菌学检查结果针对性选择抗菌药物,并可通过药敏试验提高治疗有效率。

三、细胞学检查

细胞学检查即脱落细胞学检查,是根据细胞形态学改变判断机体病理变化的方法。由于肿瘤细胞易脱落,在显微镜下观察脱落细胞的形态有利于肿瘤的早期诊断。与活检相比,细胞学检查操作简单、安全、无痛、经济,能在短时间内初步确定肿块性质,且可多次进行。但是,细胞学检查的取材范围局限,无法准确反映肿瘤类型、恶化程度、与邻近组织关系等,假阴性率较高,所以,细胞学检查不能完全取代活检。

1. 适应证 可用于检查缺乏症状、取材困难的颌面部上皮来源癌瘤,但针对非上皮来源的肿瘤如肉瘤等因细胞不脱落而不能应用。

2. 取材方法 从病变表面刮下少许组织,往复或转圈法涂片,干燥后甲醇(乙醚甲醇比为 1 : 1)固定,苏木精-伊红染色,显微镜观察有无形态异常的肿瘤细胞。

3. 活体组织检查 当对口腔及颌面部病变无法确诊时,可采用活体组织检查即活检。活检结果常常对治疗方案和手术范围产生重要影响。

（1）适应证：①判断口腔肿瘤性质及浸润情况。②判断口腔黏膜病是否为癌前病变，或有无恶变倾向。③确定是否为特殊感染，如梅毒、结核等。④有些肿块在术中切除后，还需要对其进行活检以明确诊断及提出下一步治疗方案。

（2）取材方法：术前准备、所用器械及术后处理同外科小手术。取材部位要有代表性，术中要减少出血，避免造成新的创伤。行活检时，病变小、有蒂或包膜完整的良性肿瘤应予全部切除；溃疡或疑为恶性肿瘤者在切除时应避开中央已坏死组织，切取边缘部；对于病变复杂者可多点取材。当活检结果与临床判断不符时，应综合多种因素，谨慎做出判断。

（孙　婷）

第五节　病历记录

病历是关于检查、诊断和治疗过程的客观记录，是分析、研究疾病规律的原始资料，还是重要的法律依据，应予认真、严肃对待。

一、一般资料

病历的一般资料记录于封面或首页上，包含项目与全身性疾病病历要求相同，包括姓名、性别、年龄、民族、药物过敏史等。身份证号码、联系方式等信息是疗效复查、资料保存和查询所需，应认真工整填写，不要漏填。

二、主诉

以患者角度，用一句话描述出本次就诊的主要原因。主诉通常是患者对所患疾病的症状、部位和时间的描述，避免使用专业术语。

三、现病史

现病史是与主诉有关的疾病历史。要客观详细地记录清楚疾病发展过程，疼痛性质、部位、变化、加重或缓解的原因等，作为诊断依据。

四、既往史

特别要注意记录药物过敏史、出血和止血等情况。

五、口腔检查

在全面检查的基础上，着重记录与主诉相关的体征。如对于以牙痛为主诉的检查，牙周、黏膜、牙列及颌面部阳性所见均应做简要记录。

六、诊断

以主诉相关疾病为第一诊断，其他诊断依据严重程度由高到低的顺序记录。

七、治疗计划

治疗计划与诊断顺序相对应，治疗计划的制定原则是按轻重缓急分步实施，优先解决主诉问题或疼痛问题，其次解决功能、美观等其他问题。

八、知情同意书

制订治疗计划后，需要对患者详细讲解所患疾病及可行治疗方案，并要求患者根据自身情况加以选择。患者被治疗前应签署知情同意书，以示同意医师对其所患疾病进行的治疗，同时，也是保障患者权益的保证。

九、治疗过程记录

涉及牙体的疾病应写明牙位、龋洞或缺损部位，处理过程中的关键步骤及所见，例如腐质去除后所见，达牙本质深度，有无露髓点，敏感程度如何，所行处理或所用充填材料。

涉及牙髓的疾病应记录开髓时情况，是否麻醉下进行，有无渗出，出血量及颜色，拔髓时牙髓外观，根管数目及通畅程度。根管治疗时，还应记录各根管的预备情况以及工作长度（以 mm 为单位），所封药物或根充材料，以及充填后 X 线片表现等。

复诊病历应记录上次治疗后至本次复诊期间的症状变化和术后反应，本次治疗前的检查情况，本次治疗内容以及下次就诊计划。

每次的治疗记录都可能成为日后的参考依据，因此，每次治疗完成后都应记录治疗日期、检查情况、治疗项目、治疗效果及医嘱等，并有记录者签名。

如若需要用药，则应详细记录药名、剂量、用法、效果及不良反应等；如若涉及化验，应当记录化验项目以及重要结果。

十、牙位记录

在口腔病历书写中常涉及牙的位置，即牙位。理想的牙位表示方法应简明易学、明确、无歧义、方便计算机输入等。

（杨永强）

第二章　儿童龋病及龋病的防治

儿童龋病包括乳牙龋和恒牙龋。乳牙龋中包含着婴幼儿龋和猖獗龋。口腔检查时需记录恒牙龋失补牙数（DMFT）和恒牙龋失补牙面数（DMFS），以及乳牙龋失补牙数（dmft）和乳牙龋失补牙面数（dmfs）。

第一节　乳牙龋病

乳牙龋病是儿童龋病的重要部分，它的好发因素、临床特征不仅有其特殊性，而且在治疗和预防方面与成人恒牙龋病亦有较大的不同。

一、乳牙龋病的病因

（一）致龋微生物

龋病是发生在牙硬组织的慢性疾病，牙、微生物和糖类（碳水化合物）是龋病发生的必要因素。其中，致龋微生物的存在和作用是龋病发生的先决条件。未萌出的牙是不会发生龋病的，而当这些牙萌出到口腔环境并与微生物菌群接触之后方可发生龋病的事实就是这个先决条件起作用的有力证据。

迄今为止，在口腔中发现了超过 200 种不同属的微生物，其中牙菌斑生物膜中的口腔链球菌等 6 类细菌与龋病的形成密切相关。但在对儿童龋病口腔细菌多样性分析发现，儿童唾液和菌斑中的微生物有显著不同，它们是否与患龋有关尚无定论。而龋活跃患者较健康儿童唾液的菌落结构变异较大，而且两者在菌落结构和基因上具有一定的鉴别特征；其特征菌种在糖类代谢、氮代谢、氨基酸转运代谢等相关功能群的功能基因亦有显著差异，从而提示，特征菌种可能是参与或代表龋病发生、发展的相关因子。

在参与龋病发生的特异性菌种中，变形链球菌已成为致龋微生物中最主要和最具毒性的细菌。耐酸性是变形链球菌最稳定的特性，而且这一特性与它的致龋性密切相关。

研究也表明，变形链球菌是婴幼儿龋或重度婴幼儿龋的主要致病菌。不过，没有罹患婴幼儿龋的儿童口腔中也存在变形链球菌。而且，并非所有儿童龋病患者都存在变形链球菌。最近研究发现，与重度婴幼儿龋病相关的细菌除变形链球菌外，还有韦格斯卡多维亚细菌（Scardovia wiggsiae）、小韦永球菌（Veil-lonella parula）、脊链球菌（Streptococcus cristatus）及戈氏放线菌（Actinomyces gerencseriae）等。而且，即使重症婴幼儿龋病患者口腔中没有检出变形链球菌等已知的致龋菌，韦格斯卡多维亚细菌也存在。

然而，无论剖宫产或自然分娩的新生儿口腔内均无微生物。即在刚出生的婴儿口腔中并不存在变形链球菌，只有当乳牙开始萌出后才可在口腔内检测到致龋微生物。

那么，变形链球菌等致龋微生物是如何传播到婴幼儿口腔中的？其传播途径和传播方式有哪些？首先，其传播途径是垂直传播，母亲是儿童口腔变形链球菌的主要来源，而唾液是传播致龋微生物的主要载体。即变形链球菌是从父母亲或喂养人的口腔中传入到婴幼儿的。其次，其传播方式是一些不良喂养方式造成，例如，喂养人自己嚼碎食物后喂婴幼儿，把奶嘴或饭勺放到自己口中试温度后再喂婴幼儿等，此种方式即可将喂养人口腔中的致龋菌传播到儿童口腔中，尤其是那些口腔内有未经治疗的龋病牙的父母亲和喂养人，他们更易将致龋微生物传播给新喂养的儿童。

婴幼儿出生后的 26 个月，即乳磨牙萌出初期是变形链球菌感染的敏感时期，称为窗口期，而父母亲是儿童口腔中变形链球菌早期获得的重要来源。致龋菌越早传播给儿童，儿童越易患龋病。因此，为了减少或延迟这种细菌的传播机会，首先应对父母亲或喂养人的龋病进行治疗，以降低他们口腔内变形链球菌的细菌量水平。在儿童乳牙萌出阶段，父母亲口腔内变形链球菌的减少对他们孩子口腔内这种细菌的繁殖和龋病的发生有着长远而重要的影响。

儿童 3 岁前由父母亲或喂养人传播给儿童的致龋菌已在口腔内繁殖，或开始造成乳牙的龋损。为此，阻断致龋微生物的传播应从父母亲或喂养人做起。

喂养人不仅应注意喂养卫生，纠正不良的喂养方式，同时还应关注自身的口腔卫生，避免将致龋菌传播给婴幼儿。

当然，母子基因相似性和饮食习惯相同性，导致相近的口腔卫生环境而允许同类型微生物定植的因素也是不可忽略的。儿童口腔内变形链球菌定植越早，其患龋的危险性越高。同时，除了变形链球菌之外，嗜酸乳酸杆菌也参与到龋齿的形成和发展，但是细菌本身是无法独立造成龋病的，它还必须有下述成分的参与。

（二）糖类

龋病是一种多因素复合作用的细菌性疾病。在致龋微生物、食物、牙结构和作用时间等主要因素中，食物成分是龋病发生的重要条件之一，也就是说：没有食物的参与就不会发生龋病。而在众多食物中，糖类则是致龋的食物。因而，人们认为，龋病是致龋菌作用于糖类产酸所引起的。其发病特征是牙的无机成分在酸作用下的脱矿，以及伴随或随后的有机成分在酶作用下的分解。

食物所含糖类的种类不同，其致龋性亦不同。含发酵糖类，如蔗糖、葡萄糖和果糖等的食物致龋力较大，而其中的蔗糖是变形链球菌代谢产物和合成胞外多糖的底物，它的致龋性最强。通俗地讲，致龋菌主要靠葡萄糖为生，而口腔内的葡萄糖，通常是由唾液将食物中的糖或淀粉等物质分解而成的。葡萄糖是致龋菌生存和致龋的有效成分。

蔗糖与其他糖类的致龋作用必须通过牙菌斑这一特定环境才可能实现。牙菌斑是未矿化的细菌性沉积物，是由黏性基质和在其中生长的细菌构成，是细菌的微生态环境。细菌可在这种环境中生长、发育、繁殖与衰亡，以及在其中进行复杂的代谢活动。从而说明龋病和牙菌斑的关系是极为密切的。可以认为，没有牙菌斑就不会产生龋病，若能控制牙菌斑的形成，就可在某种程度上控制龋病的发生。

尽管致龋微生物和糖类是龋病中的关键因素，但是，龋病真正的病因不是单一的细菌或糖，而是细菌、糖、人体口腔环境及时间4个因素相互作用，共同形成的一个特殊的口腔生态环境。

二、乳牙龋病的好发因素

（一）儿童的食物成分和饮食习惯

对儿童乳牙龋病而言，儿童的食物和饮食习惯是其好发的主要因素。

儿童的食物主要是含糖的食物，而且嗜食含糖的食物。例如，含糖的奶制品、甜点、饼干、小点心等。这类食品不仅含有大量可以作为致龋菌代谢底物的糖类（碳水化合物），还有很强的黏性，这种黏性可使其长时间停滞于牙面，增加菌斑中细菌产酸发酵的时间，从而加大了乳牙患龋的风险性。

儿童频繁的进食是多数儿童的饮食习惯。由于糖类对龋病的影响受到其主要因素即进食频率的影响。儿童进食的频率，或进食次数增加可以使龋病发病的可能性大为增加，进食次数越多龋病活跃性越显著。岳松龄曾指出：若每日3餐，菌斑 pH 下降 3 次，每次持续降低 pH 约 40 分钟，全日共降低 120 分钟。若增加含糖零食的次数，假如增加 4 次，则全日菌斑维持低 pH 状态时间可达 280 分钟。如此频繁的 pH 下降和如此长时间的低 pH 状态，则打断了牙釉质脱矿后的再矿化的动力学过程，其结果则很有可能产生不能自行修复的龋病。

（二）乳牙组织结构的特点

乳牙与恒牙比较，尤其与成人恒牙比较，其牙釉质、牙本质均较薄，而且其矿化度低，抗酸能力弱，在致龋微生物和糖类的共同作用下，很易患龋，患龋后龋病进展也较快。

（三）乳牙解剖形态的特点

乳牙的牙颈部收缩明显，牙冠颈 1/3 处隆起，而且与邻牙的接触为面的接触，面接触而非点接触的形态则易滞留牙菌斑，乳磨牙𬌗面的点隙窝沟及牙列中的生理面隙等也均易滞留食物而不易被清洁。

（四）儿童口腔自洁作用和清洁作用差

儿童的睡眠时间长，入睡后口腔处于静止状态，随之唾液分泌少，使口腔自洁作用差；又因儿童年幼，其自行清洁口腔的能力也较差，因而增加了乳牙患龋的概率。

（五）遗传因素

除上述的乳牙龋病好发因素以外，还应考虑到遗传因素对乳牙龋病发病的影响。特别是有龋病家族史的儿童，这种家族遗传因素可能在质的方面影响到乳牙的矿化程度和（或）抗龋能力，还可能在质的方面影响到儿童唾液的某些成分和性能，从而导致了乳牙龋病易感性的个体差异。

近年，龋病的发生具有遗传易感性的观点得到越来越多的关注，其中，对龋病发生的遗传学研究，不仅能更好理解龋病发生的病理过程，而且对进一步了解乳牙龋病的病因，指导龋病早期诊断、预防和治疗均具有重要意义。遗传因素在乳牙龋病的病因探讨和防治研究中也是不能忽视的内容。

三、乳牙龋病的临床特点

（一）乳牙龋病的特点

1. 患病早，患病率高。乳牙萌出不久即可患龋，1 岁左右起可直线上升，7、8 岁达到高峰。此后，由于乳恒牙替换，乳牙脱落，随之乳牙患龋率下降。

2. 乳牙龋病牙位多，龋蚀范围广。

3. 乳牙龋病进展快，但自觉症状不明显。

4. 乳牙患龋后，修复性牙本质形成活跃，此类防御功能有利于乳牙牙髓的自我保护。

（二）乳牙龋病的好发牙位与好发牙面

1. 好发牙位　乳牙龋病好发牙位为上颌乳切牙、下颌乳磨牙龋病最多见；上颌乳磨牙与乳尖牙其次；下颌乳尖牙与下颌乳切牙发病最少。

乳牙龋病常呈对称性发病，左、右同名牙可同时或先后患龋病。

2. 好发牙面　乳中切牙的近中、远中面和唇面；乳侧切牙的近中面和唇面；乳尖牙的唇面和远中面；第一乳磨牙的𬌗面和远中、近中面；第二乳磨牙𬌗面和近中面。总之，乳牙龋病好发于乳前牙的邻面和唇面，乳磨牙的𬌗面与邻面。

四、乳牙龋病对儿童健康的危害

乳牙的健康关系到儿童颌面骨骼肌肉的发育，恒牙的萌出和排列，乳牙的作用是无可非议的，一旦乳牙患龋，必然对儿童健康产生危害。

（一）乳牙龋病对乳牙列健康的影响

乳牙是儿童咀嚼的主要器官，它的形态和功能直接影响儿童的咀嚼功能，因而，乳牙龋病对乳牙列健康的危害主要表现在对咀嚼功能的影响，以及由此功能受到影响而出现的其他问题。

1. 当儿童因龋病而降低咀嚼功能之后，必然影响到儿童颌骨和牙弓的正常发育，以及颌骨内正在发育的恒牙胚。

2. 当龋病的乳牙牙冠近远中径减小，或因龋病早失后，使得继承恒牙所占的间隙减小，待恒牙萌出时因间隙不足而位置异常，造成恒牙排列紊乱。

3. 若一侧乳牙发生龋病，则可使儿童出现偏侧咀嚼而影响龋病侧或失用侧颌面骨骼和肌肉的发育，导致儿童面部发育不对称，甚至颌面部的整体发育不足。

（二）乳牙龋病对儿童营养吸收和生长发育的危害

咀嚼功能的降低还可直接影响儿童食物的摄入，消化和吸收，此时，使需要增加食物品种和数量的儿童，由于咀嚼功能的降低导致的食物摄入与消化不足而影响营养吸收，继而影响到儿童生长发育。

（三）乳牙龋病可能成为儿童机体的感染病灶

乳牙龋病若未能得到及时治疗，随着乳牙龋病的进展，很快即可直接并发牙髓和根尖周组织的炎症，此类炎症不仅可使乳牙根出现病理性吸收，使继承恒牙萌出过早或萌出过迟，导致恒牙萌出顺序和位置异常，而且还可能成为机体的感染病灶，引起儿童某些全身性慢性疾病，例如，肾小球肾炎、血小板减少性紫癜、风湿热等。

（四）乳牙龋病对儿童心理的影响

乳牙龋病，尤其是乳前牙龋病、崩坏和早失会影响儿童的牙齿美观与正常发育，由此造成儿童的自卑心理，产生一定的心理压抑。有的儿童原本活泼爱笑，因为乳前牙的广泛龋病而不愿开朗大笑，甚至紧闭口唇害羞不语。

由此可见，乳牙龋是严重危害乳牙列的健康、儿童营养吸收、生长发育和心理健康的一种破坏性疾病。完整健康的乳牙列能够发挥正常的咀嚼功能，能保障恒牙、颌面部骨骼和肌肉的正常生长发育，引导继承恒牙的正常萌出与排列，使儿童获得健康并使用终生的恒牙。

（曹　雪）

第二节　婴幼儿龋

一、概述

婴幼儿龋（early childhood caries，ECC）是发生于婴幼儿的一类与奶瓶或母乳喂养不当有关的特殊的乳牙龋病，或是发生在婴幼儿和学龄前儿童的，开始侵袭上颌乳前牙，随后侵袭乳磨牙或更多乳牙的特殊乳牙龋病。

也就是说，婴幼儿龋应该包含两部分内容：一是婴幼儿的喂养方式；二是婴幼儿龋的发病顺序与特征。

婴幼儿龋病的报道历史由来已久。

（1）最早是由 Jacobi 儿科医师于 1862 年描述与报道的，他认为这种多数牙大面积破坏的龋病与婴幼儿喂食的牛奶和含糖饮料有关，但当时未能引起人们的注意。

（2）20 世纪初，有人用"奶嘴"形容这种特殊龋病，认为它最重要的原因是用奶瓶吸吮牛奶、糖水等引起，而且几乎都是在睡前或夜间食用。

20 世纪 50 年代，有学者报道 1 名 11 个月婴儿发生了"猖獗龋"，根据其父母亲对饮食状况的描述，诊断为"婴儿奶瓶龋"。

（3）20 世纪 60 年代后，报道的病例增多，于是将这类与奶瓶喂养有关的，具有典型特征的乳牙龋病称之为"奶瓶龋"（baby bottle tooth decay，BBTD）。

（4）后来，在母乳喂养的婴幼儿中也发现这种类型的龋病，有学者又将由于奶瓶和母乳喂养不当所造成的龋病统称为哺乳龋或喂养龋（nursing caries）。之后，又出现了奶瓶喂养综合征，婴幼儿猖獗龋等名称。虽然有多种名称，但均指的是一类疾病。

（5）直到 1994 年，美国疾病预防和控制中心（center for disease control and prevention，CDCP）首次提出婴幼儿龋（early childhood caries，ECC）这个

名称。

（6）1999 年，美国儿童齿科学会（American Academy of Pediatric Dentistry，AAPD）将 71 个月前或更小儿童发生 1 个或多个乳牙龋病，包括龋损，龋牙缺失或充填修复者，定义为婴幼儿龋。同时特别指出，若<3 岁儿童出现平滑面龋，或出现上颌乳前牙龋，则可能发生婴幼儿龋或更为重度的婴幼儿龋（severe early childhood caries，SECC），或者在 3～5 岁儿童中，3 岁儿童的 dmft≥4 个；4 岁儿童的 dmft≥5 个；5 岁儿童的 dmft≥6 个者为重度婴幼儿龋病。

二、好发因素

婴幼儿龋和乳牙龋一样，是由多种因素作用的结果，其好发的危险因素有喂养、饮食、口腔卫生行为、妊娠与出生情况等。但目前对许多因素的作用仍存在一定争议。鉴于婴幼儿龋的可预防性，在许多因素中，喂养和饮食因素显得尤为突出。

1. 喂养方式不当的喂养因素　12～18 个月的幼儿，睡觉前用奶瓶或母乳哺乳，睡后含着奶瓶或乳头入睡，夜间哭闹用哺乳方式安抚等不当喂养方式易发生婴幼儿龋。

因为，婴儿入睡后，唾液分泌减少，吞咽反射减弱，若使用奶瓶喂养，液体易存留于口腔之中并包绕牙周围，使乳牙长时间浸泡在含糖或含乳汁的液体中，而液体中的营养成分为致龋的微生物提供了充足的养分和繁殖场所，致使致龋菌在以糖为基质的牙菌斑内生长繁殖，产酸及分解破坏牙体组织而发生龋病。然而，有关奶瓶喂养与婴幼儿龋直接因果联系至今仍难以建立。同样，母乳喂养超过 1 岁的儿童，婴幼儿龋和重度婴幼儿龋的患病率均较高，因此，延长和不当的母乳喂养也是婴幼儿好发龋病的危险因素之一。

2. 婴幼儿的饮食因素　婴幼儿的食物多是以含糖量高的乳品或糊状食物为主。儿童从出生到幼儿的饮食内容、性状和进餐规律都不同于较大儿童，而且，无规律的、频繁的食用零食，或将饮料液体、食物长时间的含在嘴里等不当的饮食习惯，无疑打断了牙脱矿和再矿化的动力学过程，使乳牙持续处于脱矿状态而导致龋病。这样的饮食因素当之成为婴幼儿龋病的危险因素。

三、临床特点

1. 发病特点　婴幼儿龋发病早，进展快，可在短时间内导致多个牙、多个牙面的龋病损害。

2. 发病顺序　婴幼儿龋是开始侵袭上颌乳前牙，尔后侵袭乳磨牙和更多乳牙特征的龋病，尤其是上颌乳前牙唇面与邻面的广泛龋损可导致整个牙冠破坏（图2-1）。

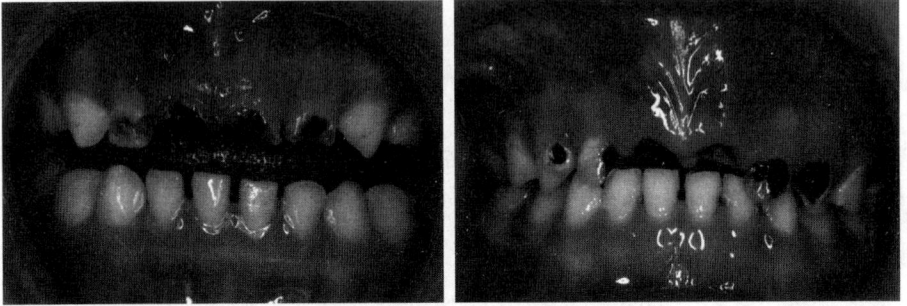

图 2-1　婴幼儿龋的好发牙位

其中，重症婴幼儿龋的侵袭模式是从上颌乳前牙开始，迅速向着下颌、上颌第一乳磨牙进展，直至侵袭到下颌乳尖牙与下颌乳切牙，最终，全口乳牙几乎均成为龋病的患牙。

婴幼儿龋出现的发病顺序，即先上颌乳前牙、后乳磨牙至下颌乳前牙的顺序是与睡前、睡中吸乳有关。因为，上颌乳前牙周围的唾液较为少量，自洁作用较差，又若长时间浸泡在乳汁或糖液中，势必较其他部位的牙更易遭受龋蚀的侵害。而下颌乳前牙位于舌下腺和颌下腺导管的开口邻近处，且婴幼儿吸吮时下颌、下唇运动和舌尖的保护使之不易受到龋蚀损害。

3. 婴幼儿龋进展的临床表现　最初，乳上前牙光滑面出现的白垩色脱矿的斑点或斑片（图2-2）；随后，龋病加剧，不仅侵蚀牙的平滑面，而且沿着牙颈部，环绕牙冠发生（图2-3）；最后，龋病使牙破损，仅残留龋蚀的残冠或残根（图2-4）。

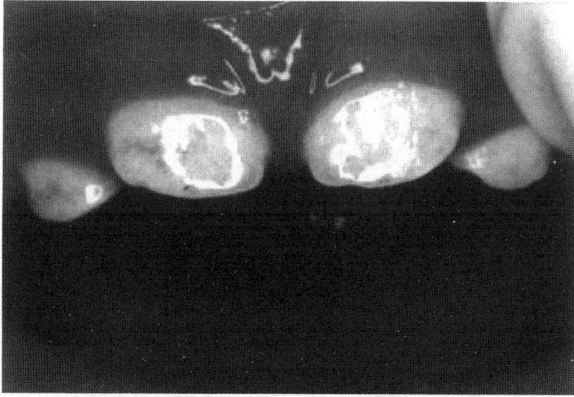

图 2-2 婴幼儿龋（初期）

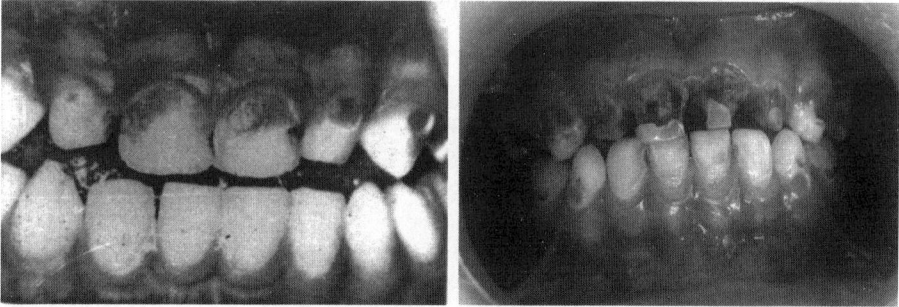

图 2-3 婴幼儿龋（龋病加剧）

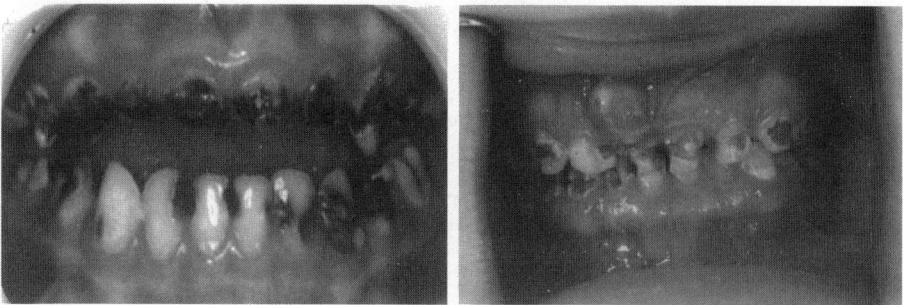

图 2-4 重度婴幼儿龋（龋病重度）

4. 婴幼儿龋患病的年龄和牙位 1~2 岁好发于上颌乳前牙，3~4 岁好发乳磨牙窝沟，4~5 岁好发乳磨牙邻面。早期下前牙无龋，至 4~5 岁时患龋。故有学者将婴幼儿龋是否波及下切牙作为界定重度婴幼儿龋的重要标志。

3~4 岁前，上颌乳前牙龋病随年龄增长而增加；3~4 岁后，乳磨牙龋蚀逐渐上升。乳尖牙萌出较晚，故较第一乳磨牙患病概率较低。

为此，一旦婴幼儿的乳前牙出现唇面或邻面龋病，就意味着婴幼儿龋病的开始。也就是说，乳上前牙的龋病是婴幼儿龋开始的危险信号，乳上前牙患龋是预测乳磨牙可能发生龋病的有意义指标。

（陈岩岩）

第三节　乳牙猖獗性龋

猖獗性龋（rampant dental caries）的概念尚不一致，目前，Massler 的定义仍被广泛接受，即儿童在短期内发生多个牙位、多个牙面的急性进展性的龋病。

一、好发因素

（1）患儿情绪紊乱和情绪紧张。

（2）患儿有嗜甜食的不良习惯。

当患儿处于情绪紊乱或紧张状态下，往往激起不同寻常地对甜食的渴望或嗜好；与此同时，患儿又常伴有唾液量的减少，而且性状发生改变而变得黏稠。

（3）患儿对龋病有高度的易感性。当一个患儿口腔中在短期内发生多个牙的龋病时，就应考虑该患儿是否对龋病有高度的易感性。

二、临床特点

（1）短期内突然发生龋病。

（2）乳牙龋病无序地波及多个牙，且迅速形成龋洞。

（3）乳牙龋病很易波及牙髓，并在短期内导致整个牙冠破坏，而使牙髓坏死并发根尖周炎。

（4）常发生在不好发的牙上，例如，乳下前牙的邻面与牙颈部（图 2-5）。

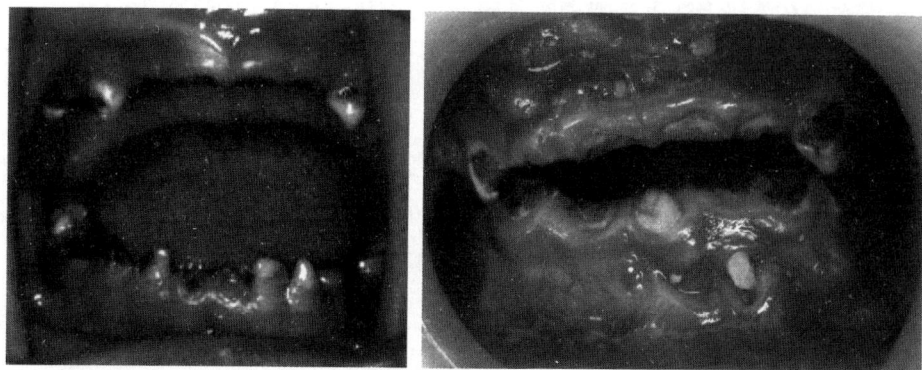

图 2-5 猖獗性龋（重度）

（郑善川）

第四节　乳牙龋病的综合防治措施

乳牙龋病在世界很多国家都是一个很大的社会健康问题，有学者说，没有哪一种细菌引起的疾病像龋病那样使患病率达到如此之高。鉴于我国儿童乳牙龋病的患龋状况，以及乳牙龋或婴幼儿龋发病的主要因素，对于乳牙龋病，只有从多角度入手，多方面进行，采用综合防治措施，才有可能取得乳牙龋病的防治效果，从而进一步降低乳牙龋或婴幼儿龋病的发生率。

乳牙龋病的综合防治措施包括：加强对乳牙龋病防治的宣传教育；口腔卫生指导；氟化物的应用及乳磨牙的窝沟封闭等。

一、加强对乳牙龋病防治的宣传教育

因为，乳牙龋，包括婴幼儿龋的发生与喂养人、看护人的喂养态度密切相关，它是一种可以预防的疾病，而且其发病发展情况取决于喂养人对龋病的认识和态度。为此，需从以下几方面开展宣传教育。

1. 改善和调整喂养方式　不当的喂养会危害婴幼儿的口腔健康。不当喂养方式有：幼儿 1~1.5 岁仍用奶瓶喂养，幼儿睡觉时含奶嘴入睡，用奶瓶频繁喂食含糖的液体，如甜奶、果汁、蜂蜜水等；没有限制的母乳喂养；每天 3~4 次或更多次的频繁零食等。

因而，在了解上述不当喂养的基础上，我们应当注意以下几点。

（1）乳牙萌出之后，幼儿不应长时间含着奶嘴吸吮甜奶或甜饮料，尤其不能含着奶嘴睡觉。

（2）幼儿1岁后应尽量减少使用奶瓶，1.5~2岁可以用杯子喝水后不应继续用奶瓶喂养，改用杯子喝奶，停止使用奶瓶。

（3）幼儿1.5岁应停止母乳喂养而添加其他食品。

但是，在此过程中，常因家长心疼幼儿哭闹未能放弃用奶瓶促使其养成睡眠习惯，从而加剧了乳牙龋病或婴幼儿龋病的发生和进展。

在此，需提醒的是，母乳是婴幼儿最好的天然食品，相对于人工喂养，母乳喂养时乳牙患龋病的危害性大为降低，因为：①母乳中含有儿童生长发育和牙形成与矿化所必需的营养成分。②母乳是婴幼儿最易消化吸收的食物。③母乳可以增强婴幼儿机体的免疫能力等。

为此，美国儿科学会认为，母乳喂养保证了婴儿最佳健康状态，最佳生长发育和最佳心理成熟。母乳本身并不会引起幼儿龋病。

但是，在母乳的喂养过程中，若采用没有规律的、频繁的喂养，或入睡时含着乳头，也可使萌出不久的乳牙长时间地浸泡在乳汁中，同样也打断了牙的脱矿和再矿化的动力学过程而发生龋病。此外，若延长母乳喂养时间也可明显增加儿童的患龋率。

2. 饮食建议和饮食指导　首先，随着儿童生长发育的需要，应相应调整幼儿饮食成分。

（1）4~6个月后的婴儿应添加米汤、菜泥与蛋黄等辅助食物，由少到多，由稀到稠的增加。

（2）儿童应以蔬菜、水果、谷物、禽蛋肉类等天然食物为主，这些食物不仅可为儿童提供能量，而且可为儿童生长发育提供必要的微量元素或其他成分。其中微量元素中的氟是唯一能够在牙萌出前对牙萌出后的龋病易感性产生影响的营养成分。

（3）应多吃含纤维较多的食物，如胡萝卜、苹果、青菜等食物，这类食物在食用时需要较大的咀嚼力，可在提高咀嚼功能的同时，促进唾液分泌，有利于口腔的自洁作用。而且，这类食物含有丰富的矿物质和纤维素，有利于增强幼儿体质，也有利于牙的矿化。良好的饮食结构对儿童健康作用是显而易见的。

其次，减少糖的摄取，特别是游离糖的摄取量和频率。游离糖包括蔗糖、葡萄糖、果糖和麦芽糖等，它们是龋病发生不可或缺的主要因素。其中，限制奶制品和饮料中的糖及限制零食中的糖极为重要。

存在于许多水果和蔬菜纤维中的木糖醇具有口腔保健作用，它本身是不致龋的，而且可以通过刺激唾液分泌起到口腔自洁的效果。但需特别提醒的是，勿受夸张广告的误导，限制儿童甜食和饮料摄入是乳牙龋病防治中不可缺少的内容。

健康的饮食结构和良好的饮食习惯是儿童口腔健康和全身健康的基础，养成良好的饮食习惯会使儿童受益终身。儿童应注意平衡膳食，不挑食不偏食，多吃蔬菜和新鲜水果等纤维含量高，营养丰富的食物，这样，既有利于口腔颌面骨骼肌肉的生长发育，以及牙的萌出和排列，又有利于防止龋病的发生。

作为一种宣传教育手段，以儿科医学为基础的饮食指导可能会对儿童的口腔健康和营养均衡起到积极作用。

二、儿童的口腔卫生指导

1. 清洁口腔

（1）婴儿出生不久，在哺乳之后，家长可用蘸温开水的棉花或纱布为婴儿擦洗口腔，可有效预防口腔白念珠菌感染。

（2）乳牙一旦萌出，哺乳或进食后，可用棉花或纱布蘸温开水擦洗口腔和牙面。每天至少擦洗1次，最好在儿童睡觉前擦洗清洁（图2-6）。

（3）当多颗牙萌出后，可用指套刷或软毛刷为幼儿每天刷牙2次，并确保清洁上、下颌所有牙面，特别是接近牙龈缘的部位。这对预防乳牙龋或婴幼儿龋的发生、发展很有效。

与此同时，我们应注意到，那些不给婴儿换尿布的家长是不尽职的家长。同样，那些不花时

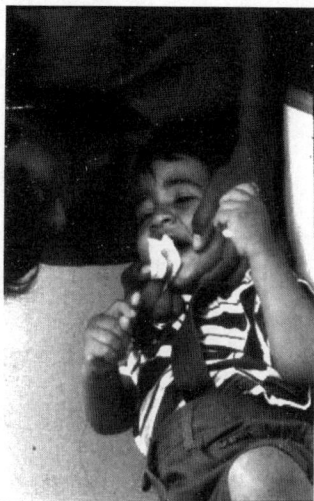

图2-6 清洁口腔，擦洗牙面

间清洗儿童牙的家长也是不尽职的家长。我们务必重视婴幼儿的口腔清洁。

2. 幼儿刷牙

（1）当幼儿2~3岁时，乳牙全部萌出，可在儿童能够接受的条件下训练刷牙，使儿童从小习惯于这种生活规律，随后当成生活中不可缺少的事情，这对儿童将来的口腔健康至关重要。

但是，由于该年龄段儿童的精细运动能力尚未形成，不能真正刷干净牙。因此，家长应帮助幼儿刷牙，每日至少2次。

（2）从3~4岁开始，儿童动手能力和四肢协调能力明显增强，家长可开始教儿童自己用最简单的方法，如"画图法"刷牙，其要领是将牙刷毛放置在牙面上，轻压使刷毛屈曲，并在牙面上画图，每部位反复画圈5次以上。前牙舌侧将牙刷竖放，牙的各面均应刷到。此外，家长还应每日帮助孩子刷牙1次，直到上小学，这样才能保证刷牙的效果（图2-7）。

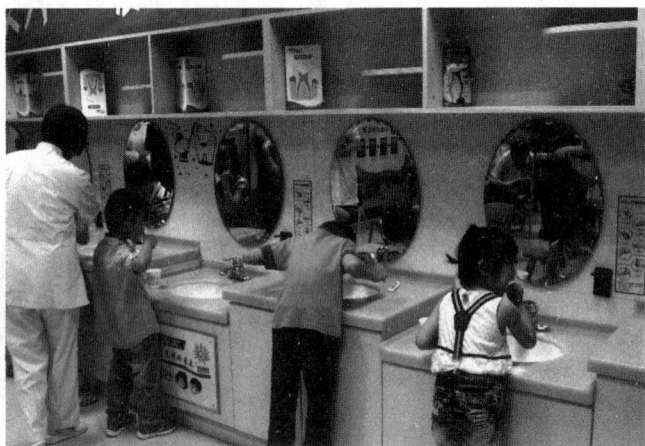

图 2-7 幼儿刷牙训练

儿童应选用适合其年龄的儿童牙刷。

（3）随着幼儿年龄的增长，儿童应养成早晚刷牙，饭后漱口和用牙线清洁牙面的习惯。

3. 定期口腔检查

（1）6~12个月大的儿童，或在尚未患龋时的儿童可进行第一次口腔检查，这很有必要，通过检查可了解儿童的喂养方式，评估牙的健康状况，同时进行首次口腔卫生指导。

（2）随后，每 3~6 个月进行定期口腔检查，并对龋病发病早，发病牙数多的儿童，或对婴幼儿龋易感人群进行重点监护。

（3）3~6 岁是儿童乳牙患龋的高峰期。这个阶段牙弓开始发生变化，出现牙间隙，为替牙做准备，但邻牙间隙的出现为食物嵌塞创造了条件，易引发邻面龋。龋病早期治疗所需时间短、痛苦小、效果好、花费少，所以提倡学龄前儿童每 6 个月接受 1 次口腔健康检查，以达到早发现早治疗。而且在对儿童进行口腔检查的同时，医师可提供有针对性的专业口腔健康指导，增强家长和儿童的口腔健康意识。

4. 龋病活跃性检测（caries activity test） 是检测儿童机体对龋病发生的敏感程度，依据所测的结果，获知儿童口腔龋病的活跃性的强弱，从而制订口腔卫生保健的指导计划，确定定期检查间隔时间和要求。

检测时采用牙菌斑或唾液为标本，检测其中致龋菌的含量、产酸能力及唾液的缓冲能力等，了解被检者受检时的口腔卫生状态及是否存在明显的致龋因素，预测受检儿童龋病发生的活跃程度。

龋病活跃性检测既有预测性，也有局限性，其局限性如下。

（1）它不可能同时反映儿童个体宿主、微生物与食物诸因素及它们的相互关系，而只是检测某一致病因素的某一方面。

（2）龋病发病是动态过程，此过程受到细菌黏附和解黏附，牙釉质脱矿和再矿化，以及氟化物的使用，口腔卫生措施等外界因素的影响。

龋病活跃性检测难以反映其发病的动态过程及各类外界因素的作用结果。因此，为了使龋活跃性检测的预测性与实际龋敏感程度更加吻合，可以采用几种检测方法同时进行，再结合临床口腔检查、饮食习惯等综合分析，才能做出比较准确地预测性判断。

通常采用的综合指标有：①唾液中或菌斑内致龋菌数目。②唾液中的黏稠度与缓冲能力。③两餐间摄入糖的次数与总量。④儿童口腔中的患龋情况。⑤儿童口腔卫生指数。⑥牙釉质的抗酸力和再矿化力等。

采用这些综合指标，进行综合分析，才能筛选出儿童中龋病的易感人群。

注意，乳牙列易患龋的儿童恒牙列也易患龋。

三、儿童的氟化物应用

氟是人体健康所必需的一种微量元素，摄入适量的氟化物可以促进牙再矿化，减少牙的溶解度，可以抑制致龋微生物生长，预防龋病的发生。氟的防龋作用主要表现在：①可形成抗酸性更强的氟羟磷灰石晶体的保护层，从而阻止釉质脱矿，促进其再矿化。②高浓度氟可使菌斑液中氟含量高于唾液，从而阻止牙菌斑中糖类的新陈代谢，抑制致龋菌的生长并减弱其产酸能力。③唾液中的氟化物则可干扰生物膜与牙菌斑形成，而且吸附或结合牙釉质表面的氟离子可进一步促进钙、磷离子的沉积，形成新的牙釉质，减少酸对牙釉质、牙本质的溶解而增强牙的抗龋力。

氟在釉质表面的结合形式主要有两种：一是在氟离子浓度较低的环境下形成紧密结合形式氟磷灰石（fluoride apatite，FAP）；二是在氟离子浓度较高的环境下形成的疏松结合形式的氟化钙（calcium fluoride，CaF_2）。前者是氟离子进入牙釉质晶体并与之结合的产物，后者则是氟离子在牙釉质表面或龋损表面形成的产物。氟化钙可起到"氟离子库"的作用，溶解并释放氟离子，释放的氟离子可与钙、磷酸盐离子发生反应，最终形成氟磷灰石或氟羟基磷灰石，从而阻止牙釉质矿物离子的进一步丢失。氟在阻止釉质脱矿并促进再矿化的作用中，氟化钙较氟磷灰石有更好的效果，即沉积于脱矿区的氟化钙可更有效地阻止脱矿进程的发生（图2-8）。

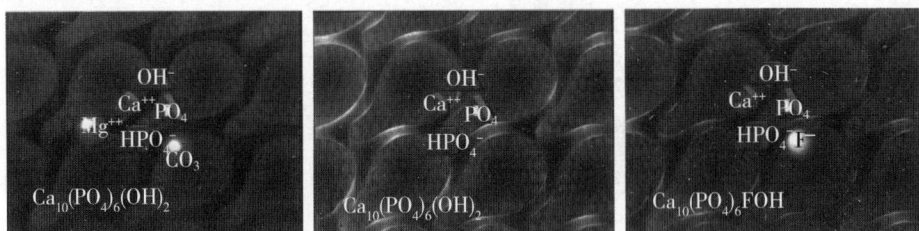

图2-8 氟在釉质表面结合的过程与形式

氟化物的应用有全身应用和局部应用。

（一）氟化物的全身应用

氟化物的全身应用主要包括饮水氟化、食盐氟化、牛奶氟化、氟片或氟滴剂等。

1. 饮水氟化 包括自来水氟化、学校和家庭饮水氟化。它们是将饮用水中的氟调整到适宜浓度，使其既能预防龋病，又不导致氟牙症。氟化水中投放的氟化物有氟硅酸、氟硅酸钠和氟化钠等，其中氟硅酸使用较多。尽管水中加氟对广大人群而言是一种较好的方法，但只有当具备一个完好控制的公共水源系统、水的处理设备和一支经过训练的工作人员队伍的条件下才能施行，为此，发展中国家使用或推广饮水氟化方法，尚存在一些问题，而在发达国家的使用取得了较好的效果。

2. 食盐氟化 是以食盐为载体，加入氟化物，通过维持口腔内一定浓度的氟离子而发挥防龋作用的。目前最常用的食盐加氟浓度是每千克食盐加 250mg 氟化物。

3. 牛奶氟化 是将适量氟化物添加到牛奶中预防龋病的。添加的氟化物常有氟化钠、氟化钙和单氟磷酸钠等，其方式是将一定剂量的氟化物加入瓶装或盒装的奶中供儿童饮用。

（二）氟化物的局部应用

氟化物的局部应用有专业应用和家庭应用。

1. 氟化物的专业应用 即专业用氟。专业用氟是指需通过口腔专科医师或卫生师应用或操作的氟制剂。

（1）氟溶液涂布：主要包括 2% 氟化钠溶液、75% 氟化钠甘油、8%～10% 氟化亚锡溶液与酸性磷酸氟化钠（acidulated phosphate fluoride，APF）溶液。应用氟溶液局部涂布牙表面后，氟可直接进入釉质中，与羟磷灰石作用，取代羟磷灰石中的羟基，形成难溶于酸的氟磷灰石晶体，增强釉质的抗酸性。同时，牙面氟浓度的增加可改变唾液-牙面界面脱矿和再矿化过程，促进早期龋损的再矿化。这些氟溶液对软组织无腐蚀性，不使牙变色，安全有效，前后牙均可使用，其使用方法如下。①磨除龋蚀牙质，修整外形，清洁牙面，干燥防湿（图2-9）。②氟溶液局部涂擦牙面，每周 1 次，4 次为 1 个疗程，3 个月后重复治疗。对于婴幼儿的龋病预防，1 岁时涂擦乳前牙，2 岁时涂擦乳磨牙，3 岁时乳牙列已形成，继续用药定期涂布全乳牙列，对控制龋和预防龋的发生有积极作用。

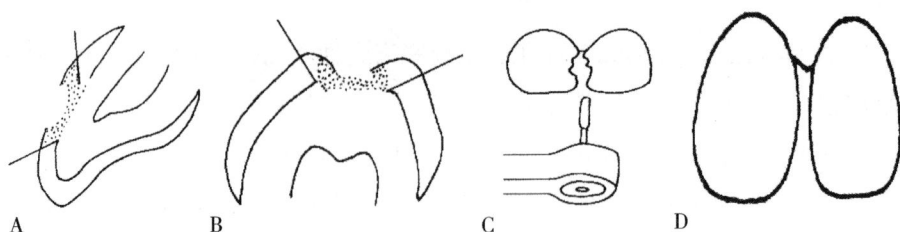

A 和 B—去除的龋质与游离釉质；C—修整外形；D—形成自洁区。

图 2-9　药物局部应用修整外形的要求

（2）含氟涂料：含氟涂料又称氟化物涂膜或氟保护漆。是一种含氟浓度为 $0.1\%F^-$（1 000mg/L）和 $2.26\%F^-$（22 600mg/L）的含氟涂料，使用量小，用后可快速凝固于牙面，通过氟离子作用，形成一层较羟磷灰石溶解性更小的氟磷灰石外表，以及形成钙-氟样沉淀物储备于牙面上或菌斑中，随后，从中缓慢释放氟离子发挥再矿化作用。

含氟涂料适用于 2 岁以上的学龄前儿童和中小学生，每 6 个月使用 1 次即可获得较好的防龋效果。

操作步骤：①清洁牙面。使用前清洁牙面，以增强氟化物与牙面的接触，延长氟化物在牙面的滞留时间。②隔湿和干燥。可用吸唾装置，也可用棉卷隔湿代替。③涂布含氟涂料。用小毛刷将含氟涂料直接涂布在所有牙面上，特别是两牙之间的间隙。④自然干燥或用压缩空气轻吹牙面至干燥。⑤嘱2~4小时不进食，当晚不刷牙。

含氟涂料的安全性好，适合群体儿童中推广应用。虽然含氟涂料中的氟浓度高，但由于涂膜使用量小，涂布全口牙需 0.3~0.5mL，用后可快速凝固黏附于牙面，减少了吞咽危险，儿童接受氟离子总量低于中毒剂量。

含氟涂料的市场产品有 clinpro XT Varnish、Duraphat、Fluor Protector 及含氟 Copal Varnish 等。其中，Duraphat（多乐氟）为高浓度氟化钠护牙药，应该在清洁牙面，去除菌斑，并隔湿、干燥之后，使用小刷子、探针在牙列中最易患龋的部位涂一层，推荐单次使用剂量为乳牙列不超过 0.25mL（=5.65mg 氟）；混合牙列不超过 0.40mL（=9.04mg 氟）；恒牙列为 0.75mL（=16.95mg 氟），通常每 6 个月重复 1 次，但也可以每 3 个月 1 次。

（3）含氟凝胶及含氟泡沫

1）含氟凝胶：是含1.23%的酸性磷酸氟凝胶。凝胶中含有氟化钠与磷酸，其中氟以氢氟酸形式存在。适用于学龄儿童而不适用于幼儿。

操作步骤：①清洁牙面。使用前清洁牙面，以增强含氟凝胶与牙面的接触，延长含氟凝胶在牙面上滞留时间。②涂布药物。将置有含氟凝胶的托盘放入口中，压入上下牙列，轻轻咬住，使含氟凝胶布满所有牙面并挤入牙间隙。托盘大小应与牙列相适应，既能覆盖全部牙列，又有足够的深度覆盖到牙颈部，同时避免托盘过大产生不良刺激。托盘内的含氟凝胶要适量，做到既能覆盖全部牙列又避免含氟凝胶过多使患儿感到不适或被吞咽。③涂布药物时的体位。儿童保持前倾，流出的唾液可用口杯接住或用吸唾器吸去，避免吞咽动作。④涂布药物的时间。托盘在口内置留4分钟，之后取出托盘并拭去残留含氟凝胶，或让儿童自行吐净口中凝胶。

医嘱：30分钟内不漱口、不进食、不喝水。

2）含氟泡沫是一种富含氟离子的泡沫，也是含1.23%酸性磷酸氟的氟化物。虽然泡沫的形式可增加儿童使用时的兴趣，但也需口腔专业人员操作使用，适用于学龄儿童而不适用于幼儿。

其使用方法与含氟凝胶相同。每6个月使用1次，仅适用于6岁以上儿童（表2-1）。

表2-1 局部氟化物使用剂型、氟浓度和方法

剂型	氟浓度	使用方法	使用时间	适用年龄	使用频率
含氟涂料	2.26%	牙面涂布	待其干燥	2岁以上	每6个月1次
含氟凝胶	1.23%	使用托盘	4分钟	6岁以上	每6个月1次
含氟泡沫	1.23%	使用托盘	4分钟	6岁以上	每6个月1次

需专业人员操作使用的氟化物浓度相对较高，需严格按操作规范使用。

2. 氟化物的家庭应用 家庭用氟类型有含氟牙膏和含氟漱口液等。

（1）含氟牙膏：是辅助刷牙的一种制剂，可增强刷牙的摩擦力，帮助去除食物残屑、软垢和牙菌斑，有助于消除或减轻口腔异味，使口气清新。

用含氟牙膏刷牙后，氟可积聚釉质表面上的残留菌斑中，使菌斑液的氟含量高于唾液；刷牙后唾液中氟含量也可升高，并维持 3 小时左右，这对促进釉质再矿化是很有效的。研究表明，唾液或菌斑液氟离子浓度仅有 0.01% ~ 0.02%的微小差异就可出现显著的临床差别，因此含氟牙膏可有效地防止龋病的发生。含氟牙膏在世界范围内的广泛应用是龋病发病率大幅度下降的主要原因之一。使用含氟牙膏刷牙是安全、有效的防龋措施，特别适合于有患龋倾向的儿童和老年人使用（图 2-10）。

儿童 4~5 岁刷牙时，可在家长和（或）老师监督指导下使用含氟牙膏，以防误吞。每天可应用 2 次，每次不超过豌豆大小。需注意，与成人相比，6 岁以下儿童，由于吞咽功能尚不健全，有可能出现咽下较多牙膏的情况。3 岁以下儿童不宜使用含氟牙膏。同时注意，不要给儿童使用成人的含氟牙膏。

（2）含氟漱口液：也是一种有效的家庭用氟的防龋方法，使用方便可行，适合于低氟区、适氟区的学校和家庭中使用。最常用的液剂是 0.2%氟化钠，1~2 周含漱 1 次，或 0.05%氟化钠每天含漱 1 次。研究表明，两种液剂均可减少龋齿 20%~40%。含氟漱口液可作为一种日常习惯推荐给龋病易感性高的患者使用。

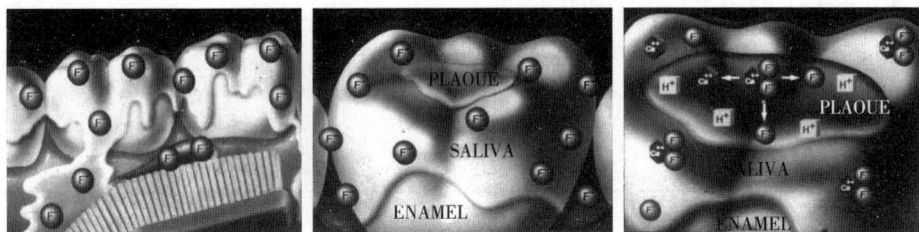

图 2-10　含氟牙膏可形成钙-氟样沉淀物，储备于牙面上或菌斑中不易溶解，保护牙釉质

总之，氟制剂的全身应用主要用于氟水平较低的地区，对于高氟地区禁止使用。氟溶液涂布主要用于儿童乳前牙的轻中度龋坏，以阻止龋病进展，使患牙保存至脱落期。含氟凝胶和泡沫主要用于幼儿园的龋病预防性治疗。含氟涂料可用于乳恒牙早期脱矿治疗，以促使脱矿釉质再矿化，阻止龋病的发生。家庭用氟中的含氟牙膏对于 6 岁以上儿童可每日使用。

龋病是发生在牙硬组织的慢性疾病，牙、细菌和糖是龋病发生的必要因素。在儿童龋病的预防中，加强对龋病高危人群的系统检测与风险评估、菌斑生态防龋措施、氟化物和非氟防龋制剂的研究与应用，以及在对个体进行龋易感性评价的基础上，实施龋病个性化防治等显得十分重要。2014 年 8 月美国儿科学会发布氟化物使用新指南，列出对儿童每个阶段的具体建议，其中指出儿童自出牙起每 3~6 个月使用 1 次氟化剂，这在防龋中是极为重要的。

目前氟化物防龋研究重点是局部释氟载体，即构建能长期稳定释放氟离子的牙科材料。

四、儿童免疫防龋

免疫防龋是指通过能激活自身免疫反应，产生针对致龋毒力因子的特异性抗体的防龋疫苗的作用，以达到抑制致龋菌活力的方式。目前，免疫防龋仍处于研究阶段，其研究主要集中在针对变形链球菌的 DNA 防龋疫苗、蛋白质多态疫苗、基因工程全菌疫苗及转基因植物疫苗等。免疫防龋应用于人的龋病预防的道路还很漫长，仍需要大量规范的、针对疫苗安全性和有效性的临床研究。

（史东星）

第五节　乳牙龋病的治疗

一、乳牙龋病治疗目的及治疗的必要性

1. 乳牙龋病的治疗目的

（1）首先是终止龋病的进展，因为龋病是不能自行修复，而且难以静止的疾病。

（2）其次是保护乳牙牙髓的正常活力，以避免因龋病而引起牙髓病、根尖周病的并发症，此类并发症很可能影响其继承恒牙的正常发育和萌出，还可能影响儿童机体健康。

（3）通过治疗，恢复乳牙的牙体形态和咀嚼功能。

（4）维护牙列的完整性，使乳牙能正常地被继承恒牙替换，有利于颌骨和牙弓的生长发育及恒牙的萌出和排列。

2. 乳牙龋病治疗的必要性　至今，我国儿童乳牙的患龋率仍居高不下，而

且，更应引起注意的是，未经治疗的龋病患牙占绝大多数，经调查统计，仅有不到 5% 的乳牙龋病得到了治疗。除了治疗条件之外，更重要的还是观念问题。那些认为乳牙是需替换的牙，乳牙龋病可治亦可不治的陈旧观念至今还在阻碍着乳牙治疗的进展。为此，很需要强调乳牙龋病治疗的必要性。

（1）乳牙的健康不仅关系到儿童颌面骨骼肌肉和牙弓的发育，而且关系到继承恒牙胚的发育、萌出及萌出后的排列。由此可见，乳牙的健康作用是无可非议的。

（2）乳牙龋病的直接并发症是乳牙牙髓病、根尖周病，此类并发症对儿童的口腔和身体健康都具有危害性，它们可能成为机体感染病灶而引起其他一些全身性慢性疾病。

观念的转变是首要的，观念转变之后，若能定期对儿童进行口腔检查，并在检查中做到早发现早治疗则更为理想，这样，就可能减少致龋菌的滋生场所，防止龋病在儿童口腔内的传播。

二、乳牙龋病的治疗方法

乳牙龋病的治疗方法有：药物治疗、充填修复法、嵌体修复法、金属成品冠修复法等。

（一）药物治疗

乳牙龋病的药物治疗是在去除软化的龋蚀牙质与修整外形之后涂布防龋药物的治疗。它不能恢复牙体形态，但可起到抑制或停止龋蚀进展的作用。

1. 适应证

（1）广泛的平滑面浅龋。

（2）剥脱状的环形龋。

（3）不易制备洞形的乳前牙唇面、邻面浅龋，及乳磨牙𬌗面与颊面的浅龋。

2. 操作步骤

（1）修整外形：磨去龋蚀周围明显的无基质和尖锐边缘并修整外形，使其成为自洁区。

（2）磨去或挖去软化的龋蚀牙质。

（3）清洁牙面，干燥防湿。

（4）涂布药物。

用小棉球或小毛刷蘸取药物反复涂擦已修整的龋蚀牙面 2~3 分钟，每周涂 1~2 次，3~4 周为 1 个疗程。

3. 注意事项

（1）涂药要有足够的时间，使药液浸润牙面以发挥其功效。

（2）使用有腐蚀性的药物时，小棉球切忌浸药过量，涂布药物之后应拭去过多的药液，以免流及黏膜造成损伤。

4. 常用的涂布药物

（1）75%氟化钠甘油或2%氟化钠溶液：涂布氟化钠溶液之后，牙表面可形成难解的氟磷灰石或氟化钙，从而降低牙质的溶解度和促进牙质的再矿化。

（2）8%氟化亚锡：作为表面活性剂，氟化亚锡可阻止细菌黏附，减少菌斑形成；氟化亚锡与羟磷灰石反应形成的磷酸氟锡是高度结晶的反应产物，此产物可促进牙质的再矿化。

（3）10%氟化钼酸铵：涂布于牙面之后，能较快地形成较多的氟化钙和氟磷灰石，从而增强牙质的抗酸性，促进牙质再矿化而达到抑制龋蚀进展的目的。氟化钼酸铵不使牙着色。

（4）酸性磷酸氟化钠：又称酸性氟磷酸盐，有液剂和凝胶两种，氟化钠和正磷酸是其主要成分。氟化物对软组织无腐蚀性，不使牙变色，安全有效，前后牙均可使用。

（5）10%氨硝酸银或38%氟化氨银：氨银制剂涂布后，其中的银离子可与牙质中有机成分的蛋白质结合，形成蛋白银而沉淀。沉淀于牙本质小管内的银离子可堵塞牙本质小管，并抑制管内细菌的生长繁殖；此外，银离子还可与牙质中的无机成分发生化学反应，因此可增强牙的抗龋力。

但是，氨银制剂对软组织有腐蚀性，切忌涂布到龈、唇、颊黏膜上；而且，氨银制剂涂布后可使牙面变黑，极影响美观，不宜用于前牙。鉴于氨银制剂的腐蚀性和使牙着色，目前临床已较少应用，尤其是前牙应用更少。

（二）充填修复治疗

充填修复治疗是去除龋蚀病变的组织、制备洞形、修复材料充填、恢复牙体外形和牙功能的治疗。

乳牙充填修复治疗的材料有玻璃离子水门汀、复合树脂及银汞合金等。因不同的修复充填材料的性能所定，它们在适应证的选择、操作步骤、注意事项等均有所不同，以下分别阐述。

1. 玻璃离子水门汀（glass ionomer cement，GIC）充填修复治疗　是 20 世纪 70 年代的产物，1972 年，Wilson 在聚羟酸锌粘固粉的基础上，研制发明的。1975 年，作为商品第一次出现于欧洲市场上，随后进入多个国家。

玻璃离子水门汀是由基质硅酸铝玻璃粉和聚丙烯酸、酒石酸的水溶液组成，当两者调拌后，发生酸碱反应而结固。基本成分为 $SiO_2 - Al_2O_3 - CaF_2 - AlPO_4 - NaAlF_6$，基质成分中含有氟化物，能缓慢释放氟离子。

玻璃离子水门汀用于乳牙充填修复的主要优点是：①玻璃离子水门汀对牙髓刺激小。②玻璃离子水门汀与牙体，尤其与牙本质有很好化学黏结。③玻璃离子水门汀热膨胀系数与牙接近，封闭性能好。④玻璃离子水门汀能释放氟离子，具有使脱矿牙质再矿化，并由此而达到预防继发龋的目的等优点。它在乳牙充填修复中的应用主要在于它的防龋作用，而该类材料的防龋作用是它的释氟特性为基础的。

实际上，玻璃离子水门汀在临床的应用并不顺利。早期，由于其黏结力不足，颜色呈白垩色，易龟裂等缺点，临床应用较少。然而，随着 20 世纪 80 年代夹层修复技术的问世和改良性玻璃离子的研发，使它的研究逐步深入，目前，已在临床上广泛应用。

玻璃离子水门汀主要包括传统型玻璃离子水门汀（glass ionomer cement，GIC）、树脂改良型玻璃离子水门汀（resin - modified glass ionomer cement，RMGIC）、多元酸改良复合树脂（polyacid-modified resin composite，PMRC）和金属加强型玻璃离子水门汀。树脂改良型玻璃离子水门汀是在传统玻璃离子中加入少量光固化树脂基质成分而成。多元酸改良复合树脂是由离子析出性的玻璃粉和聚羧酸改性树脂形成。这两种改良型材料中增加了树脂成分，而加强了玻璃离子的抗折强度和耐磨性，它们的生物相容性、机械强度等性能均优于传统玻璃离子水门汀。而树脂改良型玻璃离子水门汀的释氟性能接近传统玻璃离子水门汀而优于多元酸改良复合树脂。金属加强型玻璃离子水门汀是在传统玻璃离子中加入金属离子而成。由于它的氟离子释放量较少而未能在临床上推广使用。

（1）玻璃离子水门汀充填修复的适应证：①乳牙龋病各类洞型的修复，包括乳前牙、乳磨牙邻面、𬌗面、唇颊面与舌面的龋病缺损修复。②乳牙窝洞垫基底，窝沟封闭、黏结金属冠等。

（2）玻璃离子水门汀充填修复的操作步骤：①去除龋蚀组织、可不做预防性扩展。②窝洞制备。玻璃离子水门汀与牙体组织有化学黏结，对固位形的要求较银汞合金修复保守，但在必要时需做倒凹、鸠尾等附加固位形以增加固位。窝洞的点角、线角圆钝，以利于材料的填入。由于玻璃离子水门汀脆性大，强度低，洞缘釉质可不做斜面。③牙面处理。根据所用产品的说明处理牙面，例如，用10%聚丙烯酸或0.5mol/L乙二胺四乙酸（EDTA）处理牙面10~20秒，去除污染层，然后，用水充分清洗干净，如果没有上述处理剂，也可用乙醇处理牙面。④垫基底。除洞底近髓，或距牙髓不足0.5mm的深窝洞需用氢氧化钙垫底外，一般不需垫基底。垫基底后涂布黏结剂。⑤填充材料。传统玻璃离子水门汀由粉、液组成，为自凝型，调制时按粉、液以3：1的比例，用塑料调拌刀于涂塑调拌纸上调拌，调拌在1分钟内完成，调制后，立即将材料放置于窝洞中，并用挤干75%乙醇（酒精）棉球快速送压就位成形。树脂改良型玻璃离子水门汀也是由粉、液组成具有双重固化作用，按比例调拌后，立即用充填器将材料从窝洞一侧送入窝洞，以排除空气，防止气泡形成，光照固化或分层光照固化。若为邻面、𬌗面缺损的窝洞，在填材料之前需放置成形片和楔子，前牙用聚酯膜成形片，将其置于两牙间，用楔子加以固定，后牙用不锈钢成形片，用成形片夹固定。⑥涂隔水剂。自凝型或化学固化型玻璃离子水门汀虽在数分钟内可达临床固化，但完全固化需24小时，故充填后表面需涂一层隔水剂，如凡士林或釉质黏结剂，以防固化反应受唾液的干扰和固化过程中脱水而产生龟裂。若是光照固化的玻璃离子水门汀则不需涂隔水剂。⑦修整外形和调磨。化学固化型玻璃离子水门汀在充填24小时后进行充填体外形修整和调磨。树脂改良型玻璃离子水门汀在填充材料并光固化后即可进行。邻面可用砂纸条擦光。

（3）玻璃离子水门汀与复合树脂的联合修复：由于玻璃离子水门汀与牙体

组织有化学黏结，对牙髓刺激性小，且可释放氟，但玻璃离子的机械性能、耐磨性能与美观不如复合树脂。而复合树脂则不同，它的机械性能与美观性较好，但对牙髓刺激大。若将这两种材料联合使用，即可起到互补作用，被认为是理想的乳牙充填修复方法或牙本质修复体系。

采用玻璃离子水门汀和复合树脂联合进行牙体组织缺损修复方法称为夹层充填修复方法。即用玻璃离子水门汀作为基底材料黏结于洞底的牙本质，然后再用复合树脂充填修复牙体缺损部分的方法，这种联合应用的方法又称三明治技术。本技术既改善了复合树脂与洞壁的密合性，阻断了树脂对牙髓的刺激，又避免了玻璃离子单独修复的缺陷。

操作步骤：①去除龋蚀组织、窝洞制备与玻璃离子水门汀的步骤与要求相同。②玻璃离子水门汀垫底。③酸蚀剂酸蚀窝洞壁，冲洗，干燥。④涂布黏结剂，光照固化。⑤足量复合树脂充填窝洞，光照固化，或复合树脂分层充填窝洞，光照固化。⑥调磨、修整外形。

2. 复合树脂充填修复治疗　复合树脂主要是由有机的树脂基质和无机的填料组成。自20世纪60年代后期推出使用以来，经不断改进，特别是随着耐磨性能的提高，现已广泛用于牙体修复，是目前较为理想的牙色修复材料，它最突出的优点是美观，可提供与牙最佳的颜色匹配。

复合树脂的固化方式有化学固化和光固化两种类型，化学固化材料由于要调拌，易产生气泡，影响理化性能，颜色也不够稳定；而光固化树脂由于其性能较好，且操作方便，因此是目前临床上主要用的树脂材料。复合树脂是通过黏结技术黏结到窝洞内，使其洞型预备的要求较银汞合金简单，而且能保存更多的牙体组织。若依据使用牙位分类，有前牙复合树脂和后牙复合树脂，而它作为后牙修复材料的不足表现在于聚合收缩，耐磨性差，远期密合度随着磨损而出现缝隙等。而且复合树脂对牙髓有刺激性，可致牙髓充血、水肿、炎性细胞浸润，甚至牙髓坏死。但是，随着人们对美观要求的不断提高，复合树脂修复仍旧越来越广泛应用于临床。

（1）适应证：①乳前牙邻面、唇面龋蚀缺损的修复。②乳前牙多面龋蚀缺损修复，环形龋蚀缺损及切端缺损修复可结合、透明塑胶冠的应用使其成形。③乳磨牙𬌗面、邻面、颊、舌面龋蚀缺损的修复。④乳磨牙广泛龋蚀的复合树脂修复可结合金属成品冠修复。

（2）禁忌证：①乳磨牙多牙面广泛龋蚀，且牙冠高度明显降低者。②乳牙龋蚀呈残冠、残根者。

（3）操作步骤：①去除龋蚀组织，可不做预防性扩展。②制备窝洞。除去除薄弱游离锐利的釉质外，尽可能保留牙体组织；不必强求固位洞型，也可不制成标准盒形洞；洞缘釉质可制备成斜面状，增大树脂的黏结面，减少洞缘的微渗漏。复合树脂可借助于黏结剂与特殊处理的牙面结合，故洞形预备较银汞合金修复更为保守。③术区隔离。推荐使用橡皮障进行术区隔离，亦可使用简易隔湿法，如棉卷、吸唾器、排龈线等。④垫基底。复合树脂为非良导体，但残存的单体可刺激牙髓，中等深度以上的窝洞需垫基底，以隔绝来自复合树脂的化学刺激。常用的垫底材料有玻璃离子粘固剂和可固化的氢氧化钙。因玻璃离子粘固剂对牙髓刺激性小，与牙体组织有黏结作用，且经酸蚀的表面可形成微孔的表层结构，有利于复合树脂的固位。可固化氢氧化钙可促进修复性牙本质形成，有保护牙髓的作用。⑤洞壁、洞缘的牙面酸蚀和黏结处理。用30%~50%磷酸涂布洞缘釉质以酸蚀釉质；用牙本质处理剂处理牙本质面，水冲洗、吹干，再涂布黏结剂，光照固化；或用自酸蚀性黏结剂涂布洞壁、洞缘处牙面并光照固化，一次完成牙面处理。自酸蚀黏结剂是将酸蚀剂与底胶合二为一，其酸蚀牙釉质牙本质的不是磷酸，而是含有磷酸基单体的酸性处理液，它酸性柔和，一方面溶解玷污层，另一方面酸蚀矿物质，由于无残余酸，不需水冲洗，操作更简化。⑥复合树脂充填修复。将复合树脂分次填入窝洞，分层固化，每层厚度2~3mm，每次光照约40秒。充填修复时注意，控制厚度，逐层固化，首先充填邻面，然后充填𬌗面。分层固化不仅可使树脂固化充分，而且可提高修复体与洞壁的密合度，减少微渗漏与继发龋的发生。若是邻面窝洞，在充填树脂材料前需放置聚酯薄膜成形片或金属成形片。⑦修整外形与抛光。采用金刚砂车针或专用车针修整牙体外形，由粗到细打磨抛光，特别注意去除邻面充填物的悬突与调磨咬合高点（图2-11病例A、B）。

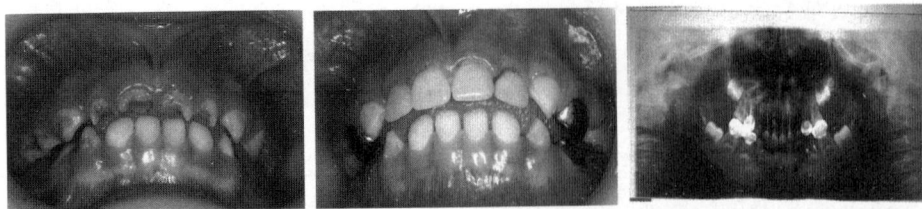

病例A

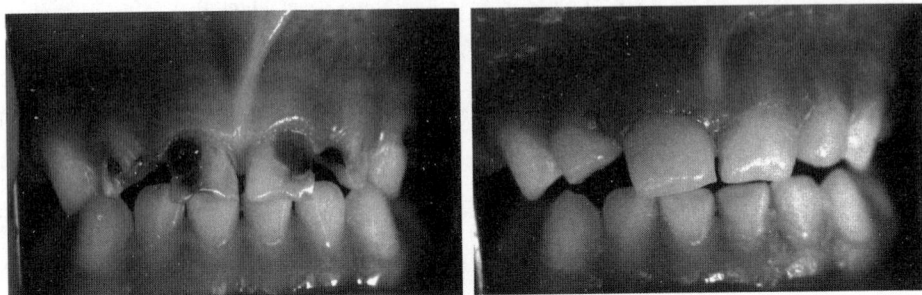

病例B

图 2-11　乳前牙龋病复合树脂修复（病例 A、B）

（4）乳前牙复合树脂牙冠成形修复术的操作步骤：①去除龋蚀组织、制备窝洞、术区隔离、洞壁、洞缘酸蚀、黏结处理同上。②选择大小合适的透明塑料冠套，按患牙牙冠高度修剪冠套，试验后备用。③在冠套的切角处用探针刺出一小孔，便于气泡和多余树脂溢出。④将复合树脂注入冠套内后套置于患牙，用探针去除颈缘与切角小孔处溢出的多余树脂。⑤光固化树脂后去除冠套。⑥调磨、抛光（图 2-12）。

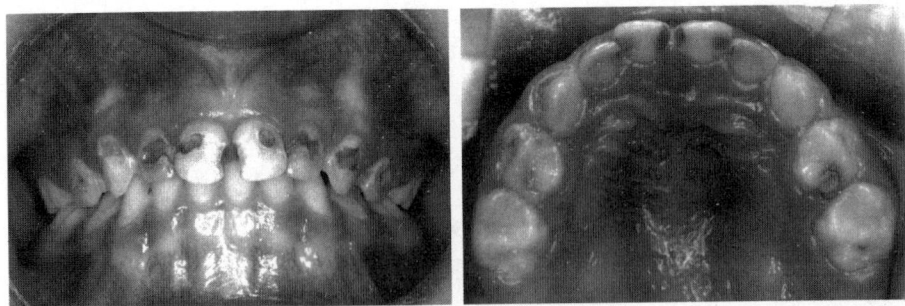

图 2-12　乳牙龋病树脂和成品冠修复（术前、术后）

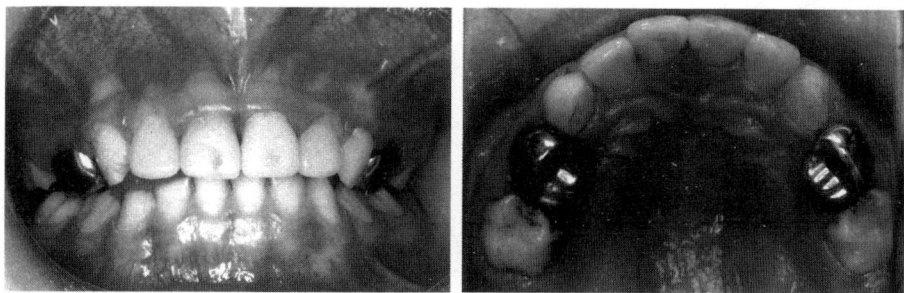

图 2-12　乳牙龋病树脂和成品冠修复（术前、术后）（续）

3. 银汞合金（amalgam allay）充填修复治疗　是由汞和银合金粉组成的特殊合金，是一种具有长久应用历史的牙体修复材料。据史书记载早在唐代我国就用银膏修补牙。银膏是由银、汞和锡制成，与今天临床用的银汞合金有共同之处。1826 年，法国 Traveam 用银汞合金进行牙体修复，其使用的银汞合金是汞、铋、铅和锡的混合物，在 100℃时将混合物熔化后注入牙中。19 世纪 30 年代中期美国开始应用银汞合金进行牙体修复。1908 年，G. Ar. Black 以龋损部位为基础，将制备的窝洞分成 5 类，该分类法是目前国际上普遍采用的窝洞分类法。随着材料制备和性能的不断改进，银汞合金在牙体修复中的应用已得到包括 WHO 在内的多家国际组织的认可。

银汞合金具有抗压强度好，耐磨性强、性能稳定、对牙髓无刺激、可塑性大、方便操作等特点，一直是后牙充填的主要充填材料。但因其色泽与牙齿色泽相差较大；无黏结性，需通过窝洞必须具备的良好固力形与抗力形；而且具有对冷、热刺激的传导作用等缺陷，近年来，随着充填修复材料与设备的不断发展，银汞合金在牙体修复中的地位已发生了变化，但由于树脂类及玻璃离子类牙色材料在理化性能的不足，目前尚无法完全取代银汞合金在后牙充填修复中的地位。而对于乳牙牙体修复而言，银汞合金已逐渐被黏结修复的牙色材料所替代，但以银汞合金为依据设计的充填术或窝洞制备原则与特点仍是当前制备窝洞的重要指南。因此，我们仍有必要了解和掌握银汞合金充填修复治疗的有关问题。

（1）银汞合金充填治疗的窝洞预备特点：①窝洞预备须有一定深度和宽度，且须去除无基或空悬釉质，使其有足够的强度和固位。②窝洞须制备成盒形洞，即底平壁直的盒形，必要时还须增加辅助固位形，如鸠尾固位、梯形固位、倒凹固位或沟固位等，使银汞修复体有良好固位；面角为直角，不做釉质侧壁的短斜面，避免修复体边缘薄弱折裂（图 2-13 至图 2-24）。

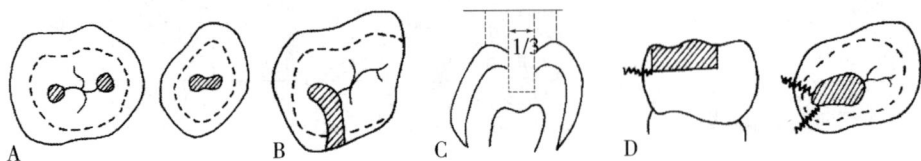

A—单面洞；B—复面洞；C—颊舌壁间距为颊舌尖距之 1/3~1/2；D—邻壁过薄，应做Ⅱ类洞。

图 2-13　乳磨牙 I 类洞

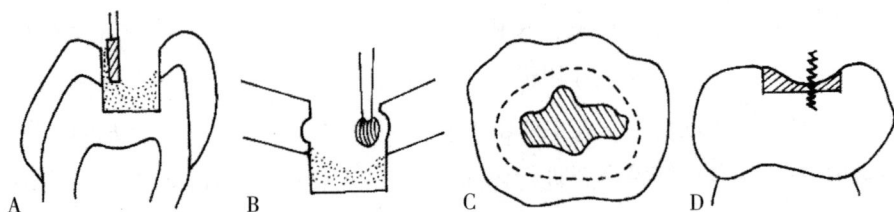

A、B—磨去洞口龋质与游离釉质；C—洞壁应避开髓角；D—洞形过浅易折断。

图 2-14　乳磨牙 I 类洞的制备

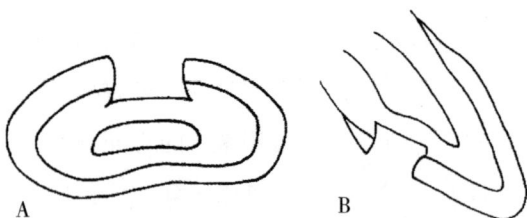

A—单面洞；B—龈壁牙本质部可稍斜向根方。

图 2-15　乳前牙 I 类洞

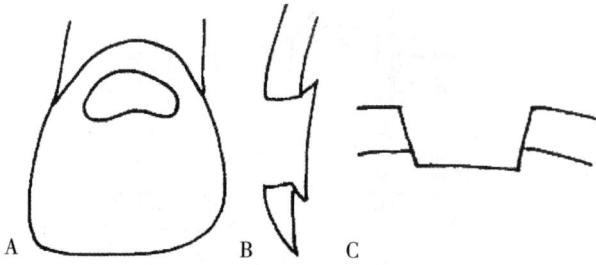

A—外形；B—龈、切端可略加倒凹；C—近、远中略外斜。

图 2-16　乳牙 V 类洞

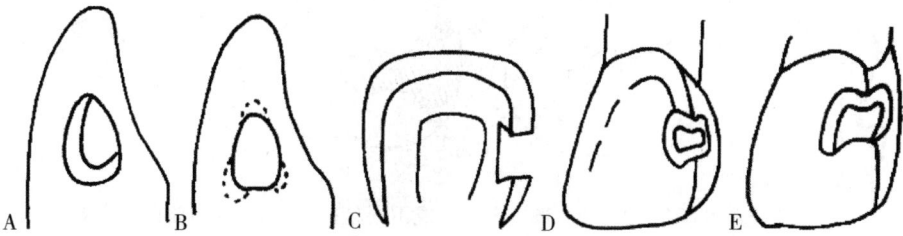

A、B—加倒凹的单面洞；C—倒凹避开髓角；D、E—唇面、舌面固位扣。

图 2-17　乳前牙 III 类洞

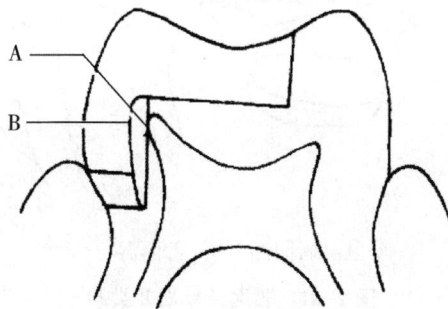

A—垂直穿髓；B—外倾保牙髓。

图 2-18　乳磨牙 II 类洞邻面轴壁外形

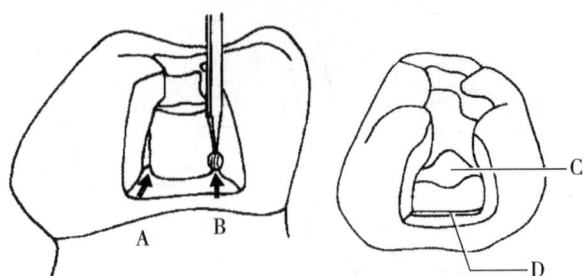

A—颊轴线角固位沟；B—舌轴线角固位沟；C—轴髓线角中部固位沟；D—轴颈线角固位沟。

图2-19　乳磨牙Ⅱ类洞邻接面固位沟

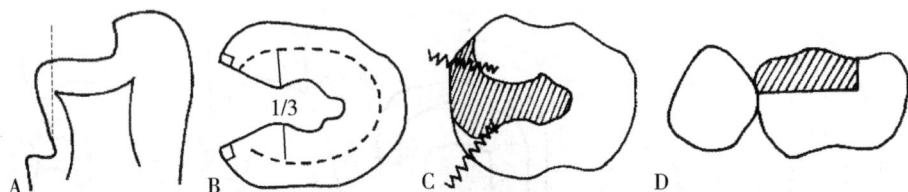

A—轴壁应避开髓角；B、C—颊、舌壁形成不当易折裂；D—无台阶的Ⅱ类洞。

图2-20　乳磨牙邻𬌗面Ⅱ类洞

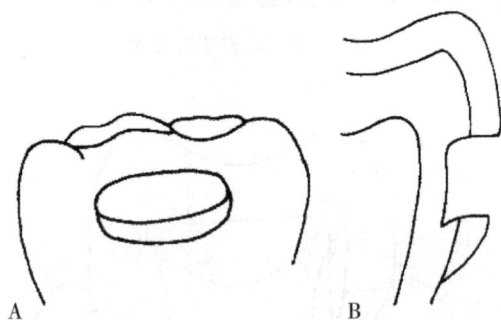

A—唇面洞；B—舌面洞。

图2-21　乳磨牙单面Ⅱ类洞

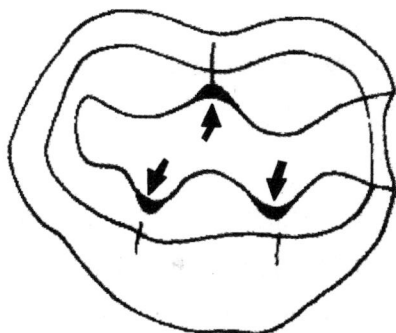

图 2-22　乳磨牙 II 类洞咬合面潜凹固位

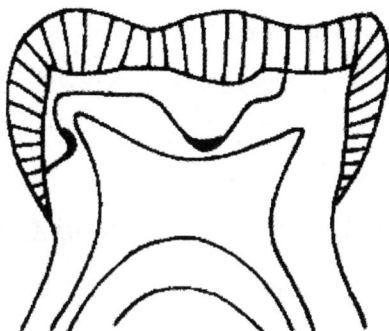

图 2-23　深洞点状垫底

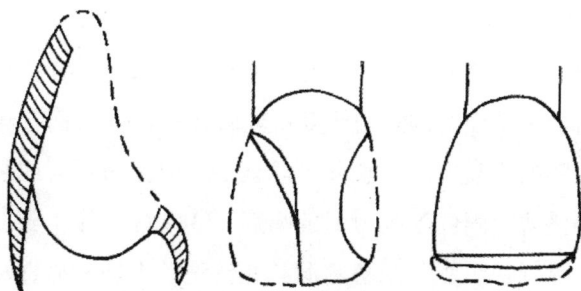

图 2-24　残存牙体硬组织的保存

（2）银汞合金充填治疗的窝洞外形制备原则：①以龋蚀病变为基础制备其外形。②洞缘必须扩展到健康的牙体组织上，且呈圆钝曲线。③窝洞外形应尽量避开牙尖和嵴等承受咬合力的部位。④邻面洞的颊、舌洞壁应位于接触区以外，分别进入楔状隙或外展隙。

（3）制备窝洞时必须遵循的基本原则：①去尽龋蚀组织，消除龋源感染与刺激，终止龋病进展。②保护牙髓组织，备洞时需用水冷却，不向髓腔方向加压，特别是深龋近髓处更需避免加压，熟悉牙体的解剖形态与组织结构，防止意外露髓。③尽量保留健康牙体组织，洞形做最低程度的扩展，或不做预防性扩展，邻面洞的龈缘应尽量位于牙龈边缘的𬌗面方向。

（4）完成窝洞制备的步骤：①去尽残存于窝洞中的龋蚀牙质。②预备辅助的固位形与抗力形。③完成并修整洞缘。④冲洗、干燥，消毒窝洞。

总之，在牙体缺损修复领域中，针对银汞合金和银汞合金充填修复术所设计的 Black 5 类洞型分类及其备洞原则可以称为经典中的经典，其各类洞型与备洞原则自提出之日起，一直是国内外牙体充填修复术的理论依据。例如，备洞原则中的固位原则，主要是针对没有黏结性的材料，需依靠摩擦固位、洞壁固位、倒凹固位、梯形固位、鸠尾固位等机械固位方式。但是，至今日臻成熟的黏结固位修复时，是否就可以完全抛弃这些固位方式或窝洞外形制备原则乃是值得认真思考的，实际上，上述的备洞原则在考虑固位和抗力的同时，也考虑到维护牙的健康，例如，预防性扩展和邻面外展隙处理，不仅与固位与抗力有关，也是为了减少菌斑聚集，进而预防龋病。这些原则在实施复合树脂和玻璃离子水门汀黏结修复时不应完全忽略与抛弃。无论怎样，经典中的科学思维和治疗原则仍需坚守。

乳牙银汞合金充填修复治疗时的几点要求。①选择适宜的适应证：乳磨牙𬌗面、颊面、舌面等单面窝沟龋的修复；乳磨牙𬌗面与邻面，𬌗面与颊面、𬌗面与舌面等复面龋的修复。②注意其禁忌证：乳前牙的单面或复面龋。乳磨牙龋蚀范围广、洞壁薄、固位差抗力弱的龋病。③掌握操作步骤：开扩洞口、进入龋蚀区，并去除龋蚀组织；制备窝洞，并清洗、干燥、消毒窝洞；按比例调制银汞合金；有效的隔湿，垫基底，中等深度以上窝洞均需垫基底。充填合金，反复多次地在窝洞内填压合金材料，使之在窝洞内形成均匀致密的充填体；邻面洞在充填前应放置成形片，以防出现悬突；银汞合金充填后除需刻形、调𬌗外，还需在充填 24 小时后用精修抛光钻进行抛光。

注意事项：①备洞时应考虑到乳牙牙体解剖特点和组织结构特点，如釉质牙本质薄，髓腔大、髓角高，牙颈部缩窄，乳磨牙𬌗面颊舌径小并易磨耗等。②修复外形时应考虑到乳牙列的生理间隙，不必勉强恢复接触点，尽可能恢复牙冠外形但不拘泥于牙尖嵌合的修复。③修复时注意恢复咬合高度。④充填过程中须严格防湿。⑤调制和充填过程中须避免汞对环境的污染，应采用胶囊状银汞合金充填材料，不用手接触材料，妥善回收和处理从患者口腔内清除的多余汞合金等。

（三）乳牙非创伤性充填术

非创伤性充填术（atraumatic restorative technique，ART）是使用手用器械清除龋坏的牙体组织，然后用黏结、耐压和耐磨性能较好的玻璃离子材料充填龋洞的技术。

非创伤性充填术源于微创观念的建立。

龋病治疗的传统观念认为，所有变色牙本质均应去除，而现行的观念是，在感染、变色、质软的龋蚀组织下有未感染的脱矿变色层，该脱矿变色层可以在使用玻璃离子类材料充填之后得以再矿化而不必去除，这使得切割牙体组织可以降到最低。因玻璃离子类材料充填后有释放氟化物和其他矿物质的能力，从而使脱矿变色层得以再矿化。微创观念正是基于这一观念而建立的。

1. 非创伤性充填术（ART）的优点

（1）采用手用器械，不需要昂贵的电动牙科设备，可以不受医院条件限制，为患者提供简单充填治疗，符合现代预防的基本观点。

（2）采用有黏结性的玻璃离子的材料，只需最少的洞型预备，得以保存较多的健康牙体组织。

（3）玻璃离子材料中氟离子的释放可使牙体组织再矿化，防止继发龋病的发生，兼有治疗和预防效果。

（4）操作简单，适合在医疗条件相对落后的地区开展。

2. 适应证

（1）适用于医疗设备短缺、没有电动牙科设备的地区。

（2）适用于因为心理或身体原因不能耐受常规牙科治疗的特殊人群，如难以合作儿童或智障儿童、患有某些特殊疾病的儿童等。

（3）适用于乳牙或恒牙的中小龋洞，能允许手用器械进入，能去除龋坏牙体组织，无牙髓暴露，无可疑牙髓炎的患者。

3. 操作步骤

（1）检查、清洁龋坏牙：检查龋坏牙的部位、深度等，判断是否适合施行非创伤性充填术。

（2）洞型制备：使用手用器械去除龋坏牙体组织，略修整洞型。

（3）清洁洞型：用牙本质处理剂清洁洞型，促进玻璃离子材料与牙齿结构间的化学结合。

（4）调和材料：按产品说明调拌材料，准备充填。

（5）充填：用调和刀将材料充填到预备好的窝洞中。可配合使用戴手套的示指上涂少许凡士林，用力按压窝洞和窝沟里的软修复材料，指压约 20 秒后，用器械去除多余材料。

（6）修整边缘与咬合，最后涂凡士林。

（7）医嘱：充填结束后 1 小时内不进食。

4. 非创伤性充填修复体可能发生问题的原因与处理

（1）修复体完全脱落：其原因可能有修复过程中唾液或血液污染；修复材料调和过稀或过干；腐质和软化牙本质未去尽；留有隐裂的釉质薄片断裂。可通过彻底清洁窝洞，用牙本质处理剂处理，按操作步骤重新修复窝洞等即可。

（2）修复体部分脱落：由于修复体过高或充填材料时混有气泡所致。可先用探针或小号挖匙和湿棉球清洁牙面或挖去残留修复材料，再用所调和的玻璃离子材料修复脱落的部位，调𬌗，确保修复体无咬𬌗高点。

（3）修复体断裂：最常发生于过高的复面洞修复体。如果断端松动能去除，则按部分脱落修复。如果断端松动不能去除，则需用电动牙钻做传统修复治疗。

（4）修复体磨损严重：其原因可能有患儿常吃较硬食物，有磨牙咬牙习惯，或修复材料调拌得过干或过稀等。清洁牙面和残留修复体，去除软化牙本质，牙本质处理剂处理原有材料和窝洞壁，重新覆盖一层新材料完成再次修复。

（5）修复体边缘继发龋：去除继发龋后，按操作步骤，修复邻近原修复体边缘的窝洞。

5. 非创伤性充填术应用的局限性 尽管非创伤性充填术早已得到世界卫生组织的认可和推荐，在农村偏远地区儿童中可用以开展治疗，控制龋病发展，提高龋齿治疗率。但影响它治疗成功的因素较多，其中最为重要的是龋洞的固位形和抗力形，故它属于过度治疗形式，医师须注意这种治疗只适应于能定期复诊的患儿，以便在复诊中可及时发现问题并补充治疗，非创伤修复术只作为决定性修复前的过度治疗。而且，大部分乳磨牙邻面龋的非创伤修复治疗还有待进一步观察和探讨。并非乳牙龋病均可采用此类修复治疗而不进行定期复诊与补充治疗的。

（四）乳牙化学机械去龋修复治疗

乳牙化学机械去龋修复治疗是指先用化学凝胶将龋蚀组织软化，再用专门设计的手用器械将软化的龋蚀组织刮除，最后用材料充填窝洞的修复技术。

采用化学机械去除龋蚀方法替代旋转器械去龋方法，其中最新的 Carisolv 化学机械去龋修复技术提供了一种替代传统去龋的全新概念。

Carisolv 是以含有次氯酸钠和 3 种氨基酸的凝胶（A 组分：亮氨酸、赖氨酸、谷氨酸、NaCl、NaOH；B 组分：NaOCl）破坏龋蚀组织中的不饱和或变性的胶原纤维，从而软化龋坏牙质，之后用专门设计的手用器械将其轻轻去除再行充填。

化学机械去龋的治疗特点如下。

（1）可提高对牙本质的黏结力。该化学凝胶 pH 为 11，对玷污层有一定溶解作用，故去龋过程中产生的玷污层少。而且化学机械去龋后牙本质小管口开放，有利黏结材料的渗入而提高其对牙本质的黏结力。

（2）对健康牙体组织无明显影响。该治疗操作温和、无痛、无刺激，只对脱矿牙本质的变化胶原纤维起作用，对健康牙体组织无明显影响。

（3）减轻了患儿对牙科治疗的畏惧及儿童牙科医师的工作强度。采用化学机械去龋替代传统的旋转机械去龋减少了儿童的畏惧和局部麻醉的需要，使龋病治疗容易被儿童接受。

以上特点是选择化学机械去龋的前提。因而，化学机械去龋法在乳牙龋病治疗中是有应用前景的。

（五）乳牙嵌体修复术

嵌体是一种嵌入牙体组织内部，恢复牙体缺损的形态和功能的修复体。

嵌体有两种，一种是洞内嵌体，用以恢复患牙牙体缺损；一种是高嵌体，用以恢复患牙的咬合关系。乳牙嵌体主要是用以恢复牙体缺损，是洞内嵌体。

嵌体按制作材料的不同有金属嵌体、瓷嵌体和复合树脂嵌体。乳牙嵌体修复术主要选用复合树脂嵌体和银合金嵌体。

嵌体按制作方法的不同有直接法和间接法。

1. 适应证

（1）乳磨牙的𬌗面龋洞、邻𬌗面龋的复面洞。

（2）乳磨牙龋病缺损较多的多面洞，或牙冠高度降低的广泛缺损。

（3）乳磨牙经牙髓治疗后伴广而深的牙体缺损患牙。

乳牙嵌体修复术仅适用于乳磨牙。

2. 禁忌证

（1）萌出不久，髓腔宽大，髓角高的乳磨牙。

（2）乳前牙不做嵌体修复术。

3. 操作步骤

（1）去除软化的龋蚀牙本质。

（2）洞型的制备：①洞型呈底平壁直，若洞底部分过深可通过垫底使其底平。②窝洞无倒凹。③轴壁间应彼此平行，或微向𬌗面外展 2°~5°。④角呈圆钝形等（图 2-25，图 2-26）。

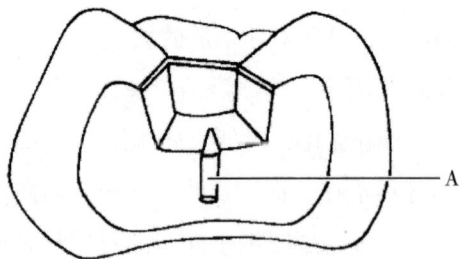

A—无阶梯有固位沟

图 2-25　片切式嵌体洞邻接面观

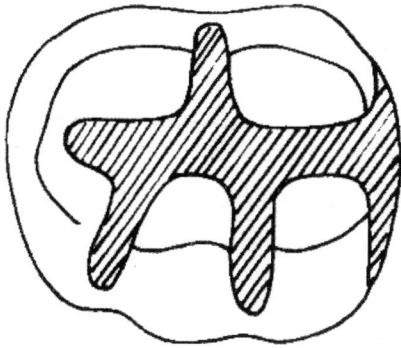

图 2-26 Willet 式嵌体洞

（3）取模和灌注工作模：用印模膏、硅橡胶印膜材料联合取模，或用藻酸盐印模材料、琼脂印模材料联合取模。用硬石膏灌注工作模。

（4）暂封窝洞：氧化锌丁香油粘固剂暂封窝洞。

（5）嵌体制作：复合树脂嵌体制作。①在工作模上涂布分离剂，分层填充和分层固化树脂。②按解剖形态、咬合关系、邻牙间接触关系雕刻嵌体表面形态。③打磨抛光已雕刻的嵌体。

（6）粘固嵌体：患牙隔湿、75%乙醇消毒、吹干，黏结剂粘固嵌体。

（7）调𬌗磨改：再次检查咬合关系，调𬌗磨改。

银合金嵌体的制作：①在工作模上用铸造蜡制作嵌体蜡形，此蜡形需与洞型密合，有良好的咬合、邻接关系和解剖形态。②在蜡形上安插铸道，固定在坩埚形成座上。③用中低熔合金铸造包埋材料包埋、去蜡，用银合金材料铸造。④在工作模上试合嵌入铸件，抛光，粘固于窝洞内。

（六）乳牙金属成品冠修复术

金属成品冠修复术是指采用富有弹性的，厚度为 0.14mm 的，并备有各乳磨牙解剖形态与不同大小型号的金属成品冠修复乳牙牙冠的方法。

1. 适应证

（1）乳磨牙牙冠缺损范围大，用其他方法难以修复牙冠形态，或难以使修复体具有良好抗力形和固位形，或难以恢复与邻牙接触者。

（2）龋病活跃性强，易发生继发龋者。

（3）间隙保持器中作固位体等。

2. 操作步骤

（1）去除龋蚀组织，按常规充填窝洞，或行牙髓治疗后充填窝洞。

（2）牙体制备：邻面制备使近远中面相平行，颊舌面制备磨去近颈 1/3 的特别隆起处，邻面与颊、舌面相交线角呈圆钝状；𬌗面均匀磨去约 1mm，𬌗面与轴面的线角亦应呈圆钝状；牙颈部不能出现台阶等（图 2-27）。

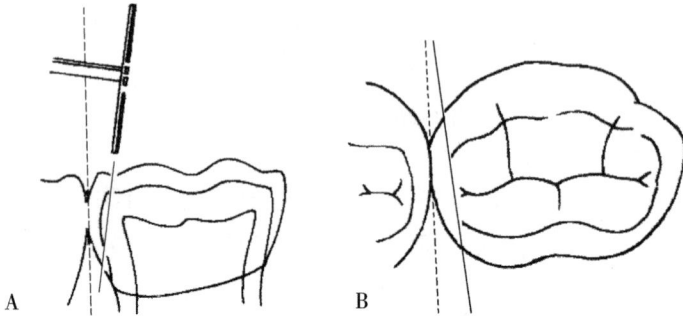

A—向牙尖倾斜；B—向舌侧倾斜。

图 2-27 邻面片切方向

（3）选择成品冠：按牙尖及其大小选择合适的成品冠。成品冠大小有两种表示法，一种是以冠的近远中径长度定号码，试用前应测试修复牙的近远中径；另一种是在成品冠舌面印有冠套周径的大小，以毫米计数，试用前应测修复牙比隆起部稍缩窄的近颈部的周长。

（4）修整成品冠：参照患牙牙体制备后牙冠高度与颈缘曲线形态修剪成品冠颈缘，使颈缘达龈下 0.5～1mm 为妥。

用专用修整钳修整𬌗面凹凸，颊舌邻面隆起和颈缘紧缩，尽力使其有适合的解剖形态。

也可采用间接法修整成品冠，即在牙体制备后，对患牙局部取模，翻制石膏模型，将选择的成品冠在模型上反复修剪、修整与试𬌗，缩短在患儿口腔内操作时间。

（5）打磨、抛光与试戴：用细砂轮、橡皮轮打磨、抛光修剪过的成品冠颈缘，反复试戴，观察牙颈部是否密合、𬌗面有无咬合高点及其与邻牙的关系等。

（6）粘固成品冠：成品冠用75%乙醇（酒精）棉球消毒、吹干；患牙隔湿、消毒、干燥；用玻璃离子粘固剂、磷酸锌粘固剂或复合树脂等将选择、修整好的成品冠粘固于患牙（图2-28）。

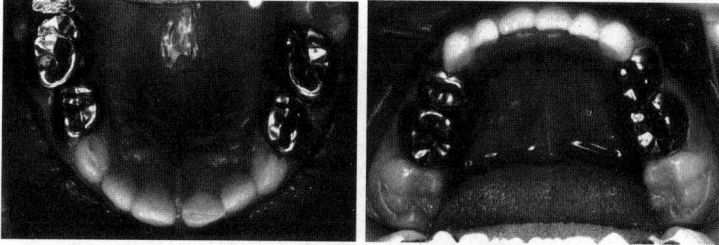

图2-28 乳磨牙成品冠修复

3. 注意事项

（1）在患牙试验或试戴时，注意牙龈缘有无发白，咬合时有无早接触高点及与邻牙的接触关系，如有异常应严格予以修整、调𬌗。

（2）粘固成品冠时宜由术者用手指压住直至黏结剂凝固。如由患儿自行咬住成品冠易发生冠轴移位。

（林彦菊 刘 黎）

第一节　牙髓病学

一、概述

（一）病因

1. 微生物感染

微生物尤其是细菌感染是使牙髓病发生发展的主要因素。能够引发牙髓组织感染的细菌毒力因子相当广泛和复杂，目前被研究得较多的包括胞壁成分、可溶性因子以及毒素等。

（1）脂多糖（LPS）

LPS 的生物活性相当广泛，它所引起的细胞信号级联反应多样而复杂，有关 LPS 的研究已经持续了数十年，但仍在被广泛研究。目前所知，LPS 的信号转导首先通过与其受体（如 CD14、巨噬细胞清道夫受体、β 整合素等）结合，将信号转导至细胞内。LPS 结合蛋白（LPB）参与 LPS 与受体的结合及其在细胞膜的分子锚定，BPI（杀菌性/渗透性增加蛋白）、RSLA（降解脱酰的 R. shpaeroides Lipid A）则调节着 LPS 信号的细胞内转导。在细胞内，LPS 不仅调节着多个细胞因子（ILs、TNFst 等）的生物学活性，也通过激活细胞内重要的转录因子（NF-κB、Cbf-α 等）参与广泛的细胞活动。

（2）细菌胞外膜泡（Extracellular vesicles，ECV）

ECV 是细菌外膜向外膨出呈芽状，在形成独立成分游离进入周围微环境的一种泡状膜结构，它是许多革兰氏阴性菌的一种适应性或功能生物学特征。

ECV 作为毒力成分的载体,有完整的膜结构,在毒理学和免疫学特征上与细菌本身相似,所以在某程度上具有细胞样特性。然而它体积小(30~300nm),可透过微小间隙、解剖屏障,故又具有大分子样作用,它在形成过程中包容并浓缩了许多细菌固有的成分,游离出来以后,扩展了细菌毒力作用的范围和强度,如 PgECV 能到达深层组织造成远层破坏作用。

(3)细菌及其毒力因子的感染途径

1)经牙体缺损处感染:①深龋,近髓或已达牙髓的龋洞是最常见的途径。根据研究,当覆盖牙髓的牙本质厚度小于 0.2mm 时,髓腔内就可能找到细菌,有时细菌未进入髓腔,但其细菌毒素可通过牙本质小管进入髓腔引起牙髓炎症。正常的牙髓对龋病的反应是在相应的髓腔壁上沉积修复性牙本质,以阻止病变波及牙髓,但当龋病进展快于修复性牙本质沉积速度时,易致露髓,细菌可直接感染牙髓。②近髓或已达到牙髓的楔状缺损,多发生在尖牙或前磨牙。③畸形中央尖折断或被磨损露髓,多发生在下颌前磨牙。④畸形舌侧沟和畸形舌侧窝。⑤隐裂深达髓腔。⑥重度磨损已近髓或露髓。⑦外伤性牙折露髓和钻磨牙体时意外露髓。

2)通过牙周袋:微生物及其毒素可通过根分叉处和根旁侧的侧根管、根尖孔管处,侵入牙髓,这种感染,临床上常称为逆行性感染,因其牙髓病变一般从根髓开始,继而上升至冠髓乃至整个牙髓组织。

3)血源感染:经过血液而侵入牙髓,但这种途径十分罕见。在其他脏器患急性感染时,可产生菌血症或败血病,微生物及其毒素有可能经过血液侵入牙髓,引起牙髓炎症,这种感染称为血源性牙髓炎。临床发现健康人血液循环中有菌血症的占 10%。牙体、牙龋手术及其他手术如拔牙等占百分率更高,所以,相当多的人带有短暂的菌血症。

2. 化学刺激

(1)药物刺激:在进行牙体修复时,如果选用的消毒物不当,可以对牙髓组织造成严重损伤。硝酸银、酚类、醛类药物对牙髓组织都有很强的刺激性。

(2)修复性刺激:如深洞直接用磷酸锌水门汀热垫底;残留牙本质较薄的洞形和复合树脂修复;酸蚀剂使用不当等。

3. 物理刺激

（1）温度刺激：制洞时如使用气涡轮机必须喷水降温，否则导致牙髓充血引起炎症。

（2）电流刺激：口腔内如有两种不同金属的修复物接触，通过唾液可产生电位差，对牙髓有一定刺激。

（3）气压变化的影响：在高空飞行或深水潜泳时，气压变化可导致牙髓病变急性发作。

（4）创伤：包括咬殆创伤、外伤等。

（5）全身因素：有报道糖尿病等可引起牙髓退变，但血源性感染引起的牙髓病极少见。

（二）分类与转归

1. 组织病理学分类

牙髓在组织学上变异很大，所谓"正常牙髓"和各种不同类型的"病变牙髓"常存在着移行阶段和重叠现象。因此，即使采用组织病理学的方法，要将牙髓状况的各阶段准确地进行分类有时也是困难的。临床医师可以根据患者提供的症状及各种临床检查结果来推测患牙牙髓的病理损伤特点。从临床治疗的角度来看，对于那些需做摘除牙髓的病理学表现的诊断实际上只对选择治疗方法起一个参考作用，因而无须准确做出牙髓疾病的组织学诊断。而对那些需要保存活髓的患牙，却需对牙髓的病理状态及恢复能力做出正确的估计。

在组织病理学上，一般将牙髓分为正常牙髓和病变牙髓两种。对于病变牙髓一直沿用如下分类。

（1）牙髓充血：生理性牙髓充血；病理性牙髓充血。

（2）急性牙髓炎

1）急性浆液性牙髓炎：急性局部性浆液性牙髓炎；急性全部性浆液性牙髓炎。

2）急性化脓性牙髓炎：急性局部性化脓性牙髓炎；急性全部性化脓性牙髓炎。

（3）慢性牙髓炎

1）慢性闭锁性牙髓炎。

2）慢性溃疡性牙髓炎。

3）慢性增生性牙髓炎。

（4）牙髓坏死与坏疽。

（5）牙髓退变：空泡性变、纤维变性、网状萎缩、钙化。

（6）牙内吸收。

但是，Seltzer从人牙组织学连续切片检查结果中发现，不可能将所见到的牙髓病变按上述分类法划分。他提出如下的分类：①完整无炎症牙髓。②萎缩性牙髓（包括各种退行性变）。③完整牙髓，但有散在的慢性炎症细胞（称为移行阶段）。④慢性局部性牙髓炎（包括部分液化性坏死或部分凝固性坏死）。⑤慢性全部性牙髓炎（包括局部液化性坏死或局部凝固性坏死）。⑥全部牙髓坏死。无炎症牙髓出现的萎缩性变化可能与既往的治疗或龋病史有关。对临床医师来说，重要的是需要判断患牙的牙髓是否可通过实施一些临床保护措施而得以保留其生活状态且不出现临床症状。因此，在临床上需要一套更为实用的分类和诊断标准。

2. 临床分类

根据牙髓病的临床表现和治疗预后可分为：

（1）可复性牙髓炎。

（2）不可复性牙髓炎。①急性牙髓炎（包括慢性牙髓炎急性发作）。②慢性牙髓炎（包括残髓炎）。③逆行性牙髓炎。

（3）牙髓坏死。

（4）牙髓钙化。①髓石。②弥漫性钙化。

（5）牙内吸收。

3. 转归

牙髓为疏松结缔组织，被包裹在四周皆为坚硬的牙本质壁内，一旦发生炎症，其组织解剖特点决定了髓腔内的炎性渗出物无法得到彻底引流，局部组织压增高，使感染容易很快扩散到全部牙髓，并压迫神经产生剧烈疼痛。因为牙髓与机体的联系主要是借助于狭窄的根尖孔与根尖周围组织相通连，所以，在发生炎症时组织几乎不能建立侧支循环，严重地限制了其恢复能力，使其易于走向坏死。牙髓炎病变过程随着外界刺激物及机体抵抗力的变化，可有 3 种趋向：①当外界刺激因素被消除后，牙髓的炎症受到控制，机体修复能力得以充分发挥，牙髓组织逐渐恢复正常。此种情况多见于患牙根尖孔较为粗大，牙髓炎症较轻微，全身健康状况良好时。②当外界刺激长期存在，刺激强度并不很强或刺激减弱，或牙髓炎症渗出物得到某种程度的引流时，牙髓病变则呈现慢性炎症表现，或成为局限性化脓灶。③外界刺激较强且持续存在，致使牙髓的炎症进一步发展，局部组织发生严重缺氧、化脓、坏死，以至全部牙髓均失去生活能力。

二、临床表现及诊断

(一) 可复性牙髓炎

可复性牙髓炎（reversible pulpitis）是牙髓组织以血管扩张、充血为主要病理变化的初期炎症表现，它相当于牙髓病的组织病理学分类中的"牙髓充血"。由于"充血"是炎症全过程中自始至终的一种病理表现，因而，严格地讲"牙髓充血"既不能构成一种组织学诊断，也更谈不上作为临床诊断用语了。在临床实际工作中，若能彻底去除作用于患牙上的病原刺激因素，同时给予患牙适当的治疗，患牙牙髓是可以恢复到原有的状态。基于这一临床特点，将其称为"可复性牙髓炎"更符合实际。但若外界刺激持续存在，则牙髓的炎症继续发展，患牙转成不可复性牙髓炎。

1. 临床表现

（1）症状：当患牙受到冷、热温度刺激或甜、酸化学刺激时，立即出现瞬间的疼痛反应，尤其对冷刺激更敏感，刺激一去除，疼痛随即消失。无自发性疼痛。

（2）检查：①患牙常见有接近髓腔的牙体硬组织病损，如深龋、深楔状缺损，或可查及患牙有深牙周袋，也可受累于咬𬌗创伤。②患牙对温度测验表现为一过性敏感，且反应迅速，尤其对冷测反应较强烈。当去除刺激后，症状仅持续数秒即缓解。进行牙髓活力电测验时，患牙亦呈一过性敏感反应。③叩诊反应同正常对照牙，即为阴性。

2. 诊断要点

（1）主诉对温度刺激一过性敏感，但无自发痛的病史。

（2）可找到能引起牙髓病变的牙体病损或牙周组织损害等病因。

（3）对牙髓活力测验的反应阈值降低，相同的刺激，患牙常可出现一过性敏感。

3. 鉴别诊断

（1）深龋：患有深龋的患牙对温度刺激也敏感，但往往是当冷、热刺激进入深龋洞内才出现疼痛反应，且其刺激去除后症状并不持续。在实际临床检查时，深龋与可复性牙髓炎有时很难区别，此时可按可复性牙髓炎的治疗进行处理。

（2）不可复性牙髓炎：可复性牙髓炎与不可复性牙髓炎的区别关键在于前者绝无自发痛病史，后者一般有自发痛史，且温度刺激去除后，不可复性牙髓炎的疼痛反应持续时间较长，有时可出现轻度叩痛。在临床上，若可复性牙髓炎与无典型自发痛症状的慢性牙髓炎一时难以区分时，可先采用诊断性治疗的方法即用氧化锌丁香油酚粘固剂进行安抚治疗，在观察期内视是否出现自发痛症状再明确诊断。

（3）牙本质过敏症：牙本质过敏症患有牙本质过敏症的患牙往往对探、触等机械刺激和酸、甜等化学刺激更敏感。而可复性牙髓炎主要是对冷、热温度刺激一过性敏感。

（二）不可复性牙髓炎

不可复性牙髓炎（irreversible pulpitis）是一类病变较为严重的牙髓炎症，可发生于牙髓的某一局部，也可能涉及全部牙髓，甚至在炎症中心部位已发生不同程度的坏死。上述发生在牙髓组织中的炎症的范围和性质在临床上很难得以准确区分，而且此类牙髓炎症自然发展的最终结局均为全部牙髓坏死，几乎没有恢复正常的可能，临床治疗上只能选择摘除牙髓以去除病变的方法。所以，将这一类牙髓炎症统称为不可复性牙髓炎。但按其临床发病和病程经过的特点，又可分为急性牙髓炎（包括慢性牙髓炎急性发作）、慢性牙髓炎、残髓炎和逆行性牙髓炎。

1. 急性牙髓炎

急性牙髓炎（acute pulpitis）的临床特点是发病急，疼痛剧烈。临床上绝大多数属于慢性牙髓炎急性发作的表现，龋源性者尤为显著。无慢性过程的急性牙髓炎多出现在牙髓受到急性的物理损伤、化学刺激以及感染等情况下，如手术切割牙体组织等导致的过度产热、充填材料的化学刺激等。

必须加以说明的是应该对临床上表现出来的急性症状与组织病理学上的急性炎症区分开来。真正意义上的急性牙髓炎很少引起疼痛，因为从组织病理学的角度来看，所谓的急性炎症过程是短暂的，很快就会转为慢性炎症或因得到引流而使急性炎症消退。但是，由炎症引起的急性症状却可持续较长时间，给患者造成巨大痛苦。出现疼痛的牙髓炎症多数为慢性炎症，而且炎症常已存在了相当长的时间。如在深龋的进展过程中，牙髓早已有了慢性炎症，而此时，在临床上可能还未出现典型的急性症状。疼痛症状的出现常与作为渗出物引流通道的冠部开口被堵塞有关。因此，在临床诊断时，可将有急性疼痛症状出现者视为慢性炎症的急性发作。

（1）临床表现

1）症状：急性牙髓炎（包括慢性牙髓炎急性发作）的主要症状是剧烈疼痛，疼痛性质具有下列特点。①自发性阵发痛：在未受到任何外界刺激的情况下，突然发生剧烈的自发性尖锐疼痛，疼痛可分为持续过程和缓解过程，即所谓的阵发性发作或阵发性加重。在炎症的早期，疼痛持续的时间较短，而缓解的时间较长，可能在一天之内发作两三次，每次持续数分钟。到炎症晚期，则疼痛的持续时间延长，可持续数小时甚至一整天，而缓解时间缩短或根本就没有疼痛间歇期。炎症牙髓出现化脓时，患者可主诉患牙有搏动性跳痛。②夜间痛：疼痛往往在夜间发作，或夜间疼痛较白天剧烈。患者常因牙痛而难以入眠或从睡眠中痛醒。③温度刺激加剧疼痛：冷、热刺激可激发患牙的剧烈疼痛。若患牙正处于疼痛发作期内，温度刺激可使疼痛更为加剧。如果牙髓已有化脓或部分坏死，则患牙可表现为所谓的"热痛冷缓解"。这可能是因为牙髓的病变产物中有气体，受热后使其膨胀，致使髓腔内压力进一步增高，遂产生剧痛。反之，冷空气或凉水可使气体体积收缩，减小压力而缓解疼痛。临床上常见到患者携带凉水瓶就诊，随时含漱冷水进行暂时止痛。④疼痛不能自行定位：疼痛发作时，患者大多不能明确指出患牙。疼痛呈放散性或牵涉性，常常是沿三叉神经第二支或第三支分布区域放射至患牙同侧的上、下颌牙或头、颞、面部。但这种放散痛绝不会放散到患牙的对侧区域。

2）检查：①患牙可查及极近髓腔的深龋或其他牙体硬组织疾患，有时也可见牙冠有充填体存在或可查到患牙有深牙周袋。②探诊常可引起剧烈疼痛，有时可探及微小穿髓孔，并可见有少许脓血自穿髓孔流出。③温度测验时，患牙的反应极其敏感或表现为激发痛。刺激去除后，疼痛症状要持续一段时间。也可表现为热测激发痛，冷测则缓解。进行牙髓活力电测验时，患牙的牙髓若处于早期炎症阶段，其反应性增强；若处于晚期炎症，则表现为迟钝。④牙髓的炎症处于早期阶段时，患牙对叩诊无明显不适；处于晚期炎症的患牙，因牙髓炎症的外围区已波及根尖部的牙周膜，因此可出现垂直方向的轻度叩痛。

（2）诊断要点

1）典型的疼痛症状：自发痛、夜间痛、冷热激发痛、放散痛。

2）患牙可被查到有引起牙髓病变的牙体损害或其他病因。

3）牙髓活力测验，尤其温度测验结果以及叩诊反应可帮助定位患牙。对患牙的确定是诊断急性牙髓炎的关键。

（3）鉴别诊断：急性牙髓炎的主要症状为剧烈的牙痛。因此，在临床上遇到因牙痛主诉就诊的患者，应注意与那些可引起牙痛症状的其他疾病进行鉴别。

1）三叉神经痛：三叉神经痛的发作一般有疼痛"扳机点"，患者每触及该点即诱发疼痛。患者在诉说病史时，往往忽略此点，应特别加以详细询问。再者三叉神经痛很少在夜间发作，且冷、热温度刺激并不引发疼痛。

2）龈乳头炎：龈乳头炎也可出现剧烈的自发性疼痛，但疼痛性质为持续性胀痛，对温度测验的反应较为敏感，一般不会导致激发痛，患者对疼痛多可定位。检查时可发现患者所指示的部位龈乳头有充血、水肿现象，触痛极为明显。患处两邻牙间可见有食物嵌塞的痕迹或可问及食物嵌塞史。一般不能查及可引起牙髓炎的牙体硬组织损害及其他疾患。

3）急性上颌窦炎：患有急性上颌窦炎时，患侧的上颌后牙可出现类似牙髓炎的疼痛症状。这是因为上颌后牙根尖区的解剖部位恰与上颌窦底相邻接，且分布于该区域牙髓的神经是先经过上颌窦侧壁或窦底后再进入根尖孔内的。因此，上颌窦内的急性炎症可牵涉到相应上颌后牙的牙髓神经而引发"牙痛"，此时疼痛也可放散至头面部而易被误诊。但通过仔细检查，可发现在急性上颌窦炎时所出现的疼痛为持续性胀痛，患侧的上颌前磨牙和磨牙可同时受累而致两三颗牙均有叩痛，但无引起牙髓炎的牙体组织疾患。上颌窦前壁可出现压痛，同时，患者还可能伴有头痛、鼻塞、脓涕等上呼吸道感染的症状。

2. 慢性牙髓炎

慢性牙髓炎（chronic pulpitis）是临床上最为常见的一型牙髓炎，有时临床症状很不典型，容易误诊而延误治疗。

（1）临床表现：慢性牙髓炎一般不发生剧烈的自发性疼痛，但有时可出现不甚明显的阵发性隐痛或者每日出现定时钝痛。慢性牙髓炎的病程较长，患者可诉有长期的冷、热刺激痛病史。因此，炎症容易波及全部牙髓及根尖部的牙周膜，致使患牙常表现有咬𬌗不适或轻度的叩痛。患者一般多可定位患牙。

根据组织病理学的检查结果，视髓腔是否已被穿通而将慢性牙髓炎分为慢性闭锁性牙髓炎和慢性开放性牙髓炎。前者患牙的牙髓尚未暴露，而后者髓腔已与外界相通。由于牙髓的血液供应等条件的不同，髓腔呈暴露状的牙髓所表现出来的组织反应也不同，因而又有了溃疡型和增生型之分。在临床上，这3型慢性牙髓炎除了具有慢性牙髓炎共同的表现之外，无论是患者主诉的症状还是临床检查的体征又各自有其特点，现分述如下。

1）慢性闭锁性牙髓炎

a. 症状：无明显的自发痛。但曾有过急性发作的病例或由急性牙髓炎转化而来的病例则可诉及有剧烈自发痛的病史，也有无自发痛症状者。几乎所有患者都有长期的冷、热刺激痛病史。

b. 检查：①查及深龋洞、冠部充填体或其他近髓的牙体硬组织疾患。②洞内探诊患牙感觉较为迟钝，去净腐质后无肉眼可见的露髓孔。③患牙对温度测验和电测验的反应多为迟缓性反应，或表现为迟钝。④多有轻度叩痛（＋）或叩诊不适感（－）。

2）慢性溃疡性牙髓炎

a. 症状：多无自发痛，但患者常诉有当食物嵌入患牙洞内即出现剧烈的疼痛。另一典型症状是当冷、热刺激惹患牙时，会产生剧痛。

b. 检查：①查及深龋洞或其他近髓的牙体损害，患者由于怕痛而长期废用患牙，以至可见患牙有大量软垢、牙石堆积，洞内食物残渣嵌入较多。②去除腐质，可见有穿髓孔。用尖锐探针探查穿髓孔时，浅探不痛，深探剧痛且见有少量暗色血液渗出。③温度测验表现为敏感。④一般没有叩痛，或仅有极轻微的叩诊不适。

3）慢性增生性牙髓炎：此型牙髓炎的发生条件是患牙根尖孔粗大，血运丰富以及穿髓孔较大，足以允许炎症牙髓增生呈息肉状并自髓腔突出。因此，慢性增生性牙髓炎多见于青少年患者。

a. 症状：一般无自发痛，有时可有患者诉说进食时患牙疼痛或有进食出血现象。因此长期不敢用患侧咀嚼食物。

b. 检查：患牙大而深的龋洞中有红色的肉芽组织，即牙髓息肉，它可充满整个洞内并达𬌗面，探之无痛但极易出血。由于长期的废用，常可见患牙及其邻牙有大量牙石堆积。

当查及患牙深洞处有息肉时，临床上要注意与牙龈息肉和牙周膜息肉相鉴别。牙龈息肉多是在患牙邻𬌗面出现龋洞时，由于食物长期嵌塞加之患牙龋损处粗糙边缘的刺激，牙龈乳头向龋洞增生所形成的息肉样物体。牙周膜息肉系于多根牙的龋损发展过程中，不但髓腔被穿通，而且髓室底亦遭到破坏，外界刺激使根分叉处的牙周膜反应性增生，息肉状肉芽组织穿过髓底穿孔处进入髓室，外观极像牙髓息肉。在临床上进行鉴别时，可用探针探查息肉的蒂部以判断息肉的来源。当怀疑为牙龈息肉时，还可自蒂部将其切除，见出血部位位于患牙邻面龋洞龈壁外侧的龈乳头位置即可证实判断。对牙髓息肉和牙周膜息肉进行鉴别时，应仔细探查髓室底的完整性，摄 X 线片可辅助诊断。

（2）诊断要点

1）可以定位患牙，有长期冷、热刺激痛病史和（或）自发痛史。

2）可查到引起牙髓炎的牙体硬组织疾患或其他病因。

3）患牙对温度测验的异常表现。

4）叩诊反应可作为很重要的参考指标。

在临床上诊断慢性牙髓炎可以不再细分为闭锁性、溃疡性及增生性。这是因为临床对洞底是否与髓腔穿通的检查结果与实际的组织学表现常有出入，再者从治疗方法的选择上这 3 种类型也无区别。因此，临床上仅对患牙明确诊断出"慢性牙髓炎"即可。还有一点需要注意的是当无典型临床表现的深龋患牙，在去净腐质时发现有露髓孔，甚或在去腐未净时已经露髓，亦即诊断为"慢性牙髓炎"。

（3）鉴别诊断

1）深龋：无典型自发痛症状的慢性牙髓炎有时与深龋不易鉴别。可参考温度测验结果进行判断。深龋患牙往往是当温度刺激进入洞内时才出现敏感症状，刺激去除后症状立即消失；而慢性牙髓炎对温度刺激引起的疼痛反应会持续较长时间。另外，慢性牙髓炎可出现轻叩痛，而深龋患者对叩诊的反应与正常对照牙相同，即为阴性。

2）可复性牙髓炎：见本节可复性牙髓炎鉴别诊断。

3）干槽症：患侧近期有拔牙史。检查可见牙槽窝空虚，骨面暴露，出现臭味。

拔牙窝邻牙虽也可有冷、热刺激敏感及叩痛，但无明确的牙髓疾患指征。

3. 残髓炎

残髓炎（residual pulpitis）属于慢性牙髓炎，因其发生在经牙髓治疗后由于残留了少量炎症根髓或多根牙遗漏了未做处理的根管，所以命名为残髓炎。由于残髓炎在临床表现及诊断上有一定特点，所以将它单列叙述。

（1）临床表现

1）症状：残髓炎的临床症状与慢性牙髓炎的疼痛特点相似，常表现为自发性钝痛、放散性痛、温度刺激痛。因炎症发生于近根尖孔处的根髓组织，所以患牙多有咬骀不适感或轻微咬骀痛。患牙均有牙髓治疗的病史。

2）检查：①患牙牙冠有做过牙髓治疗的充填体。②对患牙施以强冷或强热刺激进行温度测验，其反应可为迟缓性痛或稍有感觉。③叩诊轻度疼痛（+）或不适感（±）。④去除患牙充填物，用根管器械探查病患根管深部时有感觉或疼痛。

（2）诊断要点

1）有牙髓治疗史。

2）有牙髓炎症状表现。

3）强温度刺激患牙有迟缓性疼痛以及叩诊疼痛。

4）探查根管有疼痛感觉即可确诊。

4. 逆行性牙髓炎

逆行性牙髓炎（retrograde pulpitis）的感染来源于患牙牙周病所致的深牙周袋。袋内的细菌及毒素通过根尖孔或侧、副根管逆行进入牙髓，引起根部牙髓的慢性炎症，也可由局限的慢性牙髓炎急性发作。因为此型牙髓炎的感染走向与通常由冠部牙髓开始、逐渐向根部牙髓进展的牙髓炎方向相反，故名逆行性牙髓炎。感染通过近牙颈部和根分叉部侧支根管引起的牙髓发炎多为局限性牙髓炎，疼痛并不非常剧烈。而由根尖方向引起的逆行性牙髓炎对牙髓血运影响极大，临床上可以急性牙髓炎表现出来。逆行性牙髓炎是牙周牙髓综合征的一型。

（1）临床表现

1）症状：患牙可表现为自发痛，阵发痛，冷、热刺激痛，放散痛，夜间痛等典型的急性牙髓炎症状。也可呈现为慢性牙髓炎的表现，即冷、热刺激敏感或激发痛以及不典型的自发钝痛或胀痛。患牙均有长时间的牙周炎病史，可诉有口臭、牙齿松动、咬殆无力或咬殆疼痛等不适症状。

2）检查：①患牙有深达根尖区的牙周袋或较为严重的根分叉病变。牙龈水肿、充血、牙周袋溢脓。牙可有不同程度的松动。②无引发牙髓炎的深龋或其他牙体硬组织疾病。③对多根患牙牙冠的不同部位进行温度测验，其反应可为激发痛、迟钝或无反应。这是由于同一牙不同根管内的牙髓病理状态不同所致。④患牙对叩诊的反应为轻度疼痛（+）至中度疼痛（++）。⑤X线片显示患牙有广泛的牙周组织破坏或根分叉病变。

（2）诊断要点

1）患者有长期的牙周炎病史。

2）近期出现牙髓炎症状。

3）患牙未查及引发牙髓病变的牙体硬组织疾病。

4）患牙有严重的牙周炎表现。

（柴润珍　魏　洁）

第二节　根管治疗

一、概述

根管治疗（root canal therapy，RCT）是一种治疗牙髓病、根尖周病的有效方法，其核心是去除感染源，杜绝再感染的途径。它是通过机械和化学的方法预备根管，将存在于牙髓腔内已发生不可复性损害的牙髓组织和作为根尖周病的病源刺激物全部清除，以消除感染源；在清洁根管的同时，将根管预备成一定形状，以方便大量冲洗髓腔和充填根管，通过严密地堵塞空腔从而达到防止再感染的目的。经过根管治疗，可防止根尖周炎的发生或促进原有根尖周病变的愈合，最终使患牙被保存下来，维护牙列的完整和咀嚼器官的功能。

二、适应证

1. 各型牙髓炎、牙髓坏死和各型根尖周炎。

2. 外伤牙　牙根已发育完成，牙冠折断牙髓暴露者；或牙冠折断虽未露髓，但修复设计需进行全冠或桩核冠修复者；或根折患牙断根尚可保留用于修复者。

3. 某些非龋牙体硬组织疾病

（1）重度的釉质发育不全、氟牙症、四环素牙等牙发育异常患牙需行全冠或桩核冠修复者。

（2）重度磨损患牙既出现严重的牙本质敏感症状又无法用脱敏治疗缓解者。

（3）微裂牙需行全冠修复者。

（4）牙根纵裂患牙需行截根手术的非裂根管。

4. 牙周–牙髓联合病变患牙。

5. 因义齿修复需要，如错位、扭转或过长而无其他牙体牙髓病损的牙齿，或牙冠大面积缺损、残根而需行全冠、桩核冠修复的患牙。

6. 因颌面外科需要，如某些颌骨手术所涉及的牙齿。

7. 移植牙、再植牙。

三、根管治疗的基本器械

1. 光滑髓针 光滑髓针（smooth probe）由柄和探针两部分组成。柄分长、短两种。短柄适用于后牙，长柄适用于前部牙齿。探针细长，横断面为圆形或三角形，用于探查根管情况、卷面捻擦干根管或根管封药，也可用于充填根管糊剂（图3-1）。

2. 拔髓针 拔髓针（barbed broach）的大小和形状与光滑髓针相似，但针侧有许多倒刺，用于拔除牙髓组织及取出根管内棉捻和纸尖。

光滑髓针或拔髓针按直径由粗到细的顺序分型为0、00和000号（图3-1）。

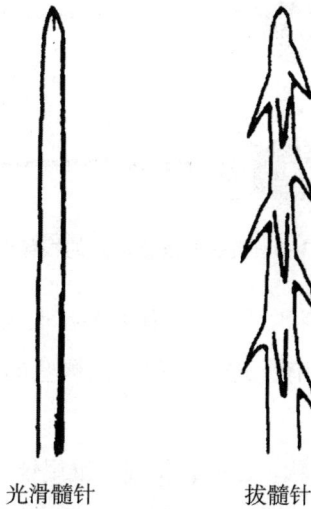

光滑髓针　　　　　　拔髓针

图3-1　光滑髓针和拔髓针

3. 髓针柄 髓针柄（broach handle）是用于安放光滑髓针和拔髓针的杆状金属手柄，一端有螺旋帽和三瓣簧以夹持髓针，便于操作。

4. 根管扩大器和根管锉 ISO标准的根管扩大器（reamer）和根管锉（file）均由柄和工作端构成。工作端为不锈钢制成，其标准长度有21mm、25mm、28mm和31mm四种。工作端的刃部长度均为16mm（图3-2），锥度为恒定的0.02，即从工作刃尖端向柄部每移动1mm，其横断面的直径增大

0.02mm。因此，其刃尖端横断面直径（D_1）与刃末端横断面直径（D_2）的差值是恒定的（$D_2-D_1=0.32mm$）。主要用于根管的机械预备。器械工作端带有一个小的橡皮止动片，为标记工作长度（working length）所用（图3-3）。

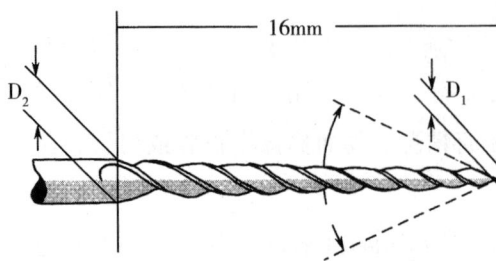

图 3-2　标准规格的根管扩大器

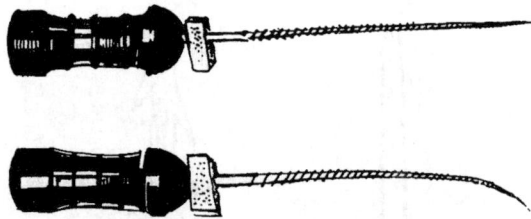

图 3-3　装有橡皮止动片的根管锉

根管扩大器刃端为螺旋状，每1mm有1/2~1个螺纹，横断面为三角形。在根管内顺时针方向旋动时，有穿透缝隙和切割侧壁的能力，弹性较大，带出腐屑的能力较差。

根管锉的刃端有三种形状：K型、H型和鼠尾锉（图3-4）。K型锉刃端是由横断面为三角形、四方形或菱形的不锈钢丝拧制而成，为螺旋状，螺纹密，菱形截面的锉针拧制出的螺刃呈高低交错。根管锉侧壁切割能力强，能使根管壁光滑，且带出碎屑能力强，但穿透能力较差。粗的K型锉和H型锉的切割刃为切削旋制所成，非拧制而成。H型锉的横断面为逗号形，在根管壁上提拉时，侧壁切割能力强，但旋转穿透力不强，且易折断。鼠尾锉刃端如倒钩髓针，每一圆周有8个尖刺，用以侧壁切割效率高，带腐屑能力甚强，但根管壁光滑度较差。

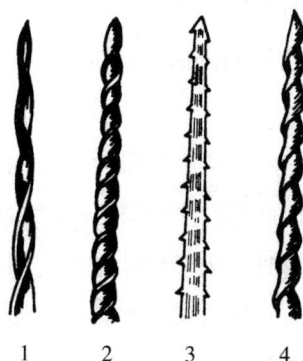

图 3-4　根管扩大器和各型锉

　　根管扩大器和根管锉的国际标准型号按器械刃端横断面直径的大小分型，并以固定的颜色在器械的塑料柄上标定。

　　5. 扩孔钻　扩孔钻（G、P、B-1、D……type burs or reamers）种类很多，其柄端同钻针类似，分为手用与机用两种。颈部细长，刃部为棱锥形、枣核形，其尖可进入根管口，刃可切割根管口的外缘与侧壁，随着尖刃的深入，根管可逐渐变大成为漏斗状（图 3-5）。

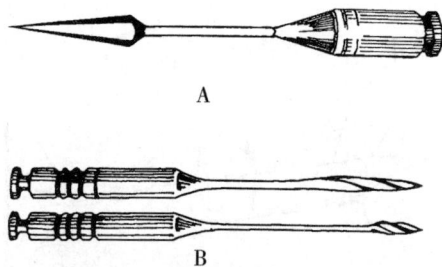

图 3-5　扩孔钻

　　6. 螺旋充填器　螺旋充填器（paste carrier）的柄同钻针类，可安装在慢速弯机头上使用。工作端为富有弹性的螺旋状不锈钢丝制成（图 3-6）。顺时针方向旋转时，可将根管糊剂推入根管。

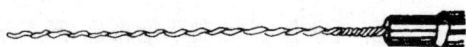

图 3-6　螺旋充填器

7. 根管充填加压器　有侧方加压器（spreader）和垂直加压器（condenser）两种（图 3-7），又分别含指持（finger instrument）和手持（hand instrument）两类。长柄手持器械结构和形状与手用充填器相似，但其工作端细长；短柄指持器械结构、形状、型号大小和柄颜色与根管锉相似。侧方加压器的工作端长而尖细，尖端直径与 ISO 标准的根管锉相符，并以相同颜色标记器械柄，锥度也为 0.02。在根管冷侧压充填时，用于展牙胶尖与根管侧壁间的缝隙，以利牙胶尖成为根管中充填物的主体，并达到三维致密充实的状态。垂直加压器的工作端长而细，前端平，用于垂直向压紧根管内的牙胶。

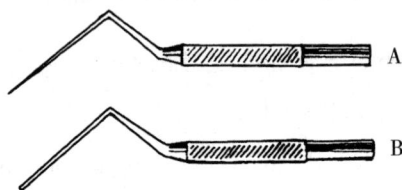

A

B

图 3-7　根管充填加压器

8. 测量根管工作长度的标尺　为一段 4~5cm 长的不锈钢制的标尺，便于消毒（图 3-8）。

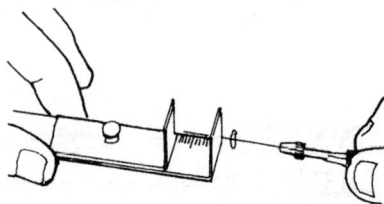

图 3-8　测量根管工作长度的标尺

四、临床操作

根管治疗由根管预备、根管消毒和根管充填三大步骤组成，现代的观念更强调将根管清理、成形、消毒合为一体，强调机械预备和化学冲洗在实现去除感染目标中的作用；通过严密堵塞根管实现杜绝再感染。高质量地完成根管预备和根管充填是根管治疗成功的关键，而不合格的根管充填往往是由于根管预备不合格造成的。

根管治疗的临床操作应该严格遵循无痛和无菌的原则。

(一) 髓腔进入和初预备

髓腔进入 (access) 是根管治疗的首要步骤, 其目的是获得无阻力进入根管根尖部的流畅的直线通道, 以利对根管进行彻底的清洁和成形。髓腔进入和初预备包含两层含义: 一是由牙冠外部进入髓室, 要求能够直接到达、进入根管口; 二是髓腔的冠部预备, 通过对髓室的初步预备、改形, 使清洁、成形根管的器械能够顺畅进入根管。髓腔的冠部预备又称为初预备。

髓腔进入和冠部预备的关键是入口洞形的设计和便易形的制备。入口洞形 (outline form) 的设计依据是髓腔的解剖形态, 不同的牙齿应设计不同的入口洞形。洞形轮廓是髓腔外形在冠面的投影, 确定各髓角或各根管口在拟进入的牙冠表面 (通常是前牙舌面, 后牙咬合面) 的投影位置, 其圆滑的连线即为进入洞口的外形。便易形 (convinience form) 是为使所有根管口能够直接暴露在直视的入口视野中、根管器械能够无阻挡直线进入根管深部而设计的髓腔入路形态。进入根管的直线通路是指当器械进入到根管时, 只有根管壁与器械相接触, 入路的其他部分 (如髓室侧壁, 入口洞缘) 均不应阻碍器械的进入。因此, 应将洞口敞开, 将髓室侧壁修整改形, 去除根管口的不规则钙化物, 使冠部洞口和根管口形成漏斗形状, 入路应预备成自洞口至根管口乃至根管冠段的连续、平滑、流畅的锥体形态, 以引导器械顺利进入根管。在制备便易形的过程中, 有时需要切割掉一些健康的牙体组织, 此时一定要兼顾剩余牙体组织的抗力强度, 努力使丧失的牙体组织量达到最小。

1. 各组牙齿入口洞形和便易形的操作要点

(1) 上前牙组: 一般只有一个根管, 髓腔与根管分界不明显, 根管较粗大。除侧切牙根尖部向远中或舌侧弯曲外, 其余根管大多无明显弯曲。髓角包含在发育叶内。根管的横断面为钝三角形, 髓腔膨大部分在牙颈部近舌隆突处。操作时, 从舌面窝中央近舌隆突处, 垂直于舌面的方向钻入, 穿通髓腔后, 改成平行于牙长轴方向扩展。①入口洞形。形态: 切牙为底朝切缘、尖朝牙颈部的圆三角形, 尖牙为椭圆形; 部位: 舌面窝中央, 近远中边缘嵴之间 (图 3-9)。②便易形。直线进入的阻挡在舌隆突和切缘, 操作时可于局部洞缘切槽以适应直线进入。必须仔细去净所有髓腔内容物，包括：冠髓、着色牙本质和预备残渣，否则会引起牙齿变色。髓角处组织不能去净是最常见的问题。

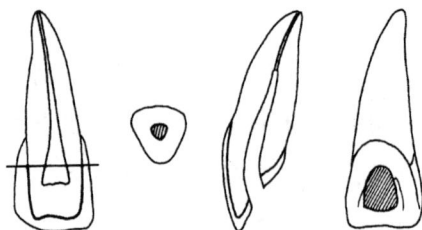

图 3-9　上前牙髓腔进入图

（2）下前牙组：冠根形状同上前牙组，但体积小，牙齿直立在牙槽窝内，多为单根管，少数下前牙有两个根管。牙颈部的根管横断面近远中径非常窄。操作时，用 700 号细裂钻从舌面中央平行于牙长轴方向钻入，切勿近远中向偏斜，以免牙颈部侧穿。①入口洞形。形态：椭圆形；部位：舌面窝正中（图 3-10）。②便易形。髓腔直线入路的投影穿过切缘，有时甚至投影在切缘的唇侧。所以，入口的唇舌向需有足够的扩展，以形成直线入路，预备时对切缘局部的损伤，可用牙色材料给予修复。

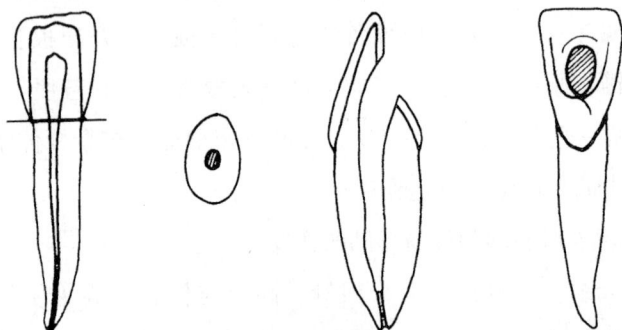

图 3-10　下前牙髓腔进入图

（3）上前磨牙组：牙冠的近远中径于颈部缩窄，牙根颈部横断面呈椭圆形，颊舌径明显大于近远中径。牙根为扁根。上第一前磨牙多为颊舌二根，根分叉位置接近根尖部。上第二前磨牙为一个扁根管。操作时，用细裂钻（700号）从𬌗面中央钻入，达牙本质后沿颊舌方向移动，从一侧髓角穿入髓腔，再扩向另一侧，注意钻针方向与牙长轴一致。①入口洞形。形态：长椭圆形；部位：颊舌三角嵴中点之间，咬合面近远中向的中 1/3（图 3-11）。②便易形。髓腔扁长，入口的颊舌方向注意开够。牙冠颈部缩窄，近远中向宽度仅为牙冠接触区处宽度的三分之二，尤其是近中颈部牙本质壁较薄，应警惕该部位的穿孔。髓顶应去净，不要将 2 个髓角处的穿髓孔误认为根管口。

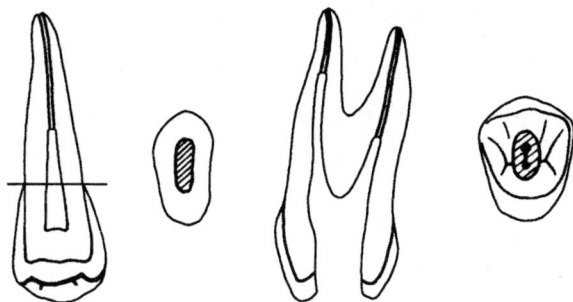

图 3-11 上前磨牙髓腔进入图

（4）下前磨牙组：下前磨牙的牙冠向舌侧倾斜，多为 1 个根管，少部分牙有 2 个根管。操作时，从𬌗面中央窝偏颊侧处钻入，以平行于牙长轴的方向颊舌向扩展。①入口洞形。形态：颊舌径略长的椭圆形或卵圆形；部位：咬合面颊尖至中央沟（图 3-12）。②便易形。注意钻针钻入的位置要偏颊侧，避免从舌侧穿孔。

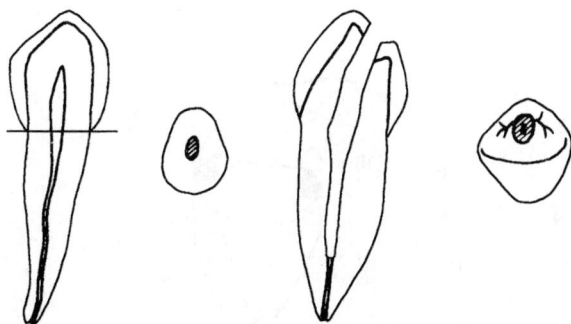

图 3-12 下前磨牙髓腔进入图

（5）上磨牙组：上磨牙略向近中倾斜，牙冠颈部的近、远中径缩窄，尤其是远中面向颈部收缩更为明显。有 3 个根，一般在每个牙根中有 1 个根管，但近中颊根较扁，有时出现 2 个根管。颊侧根管较细弯，腭侧根管较粗直。从牙颈部的横断面可见 3~4 个根管口，排列成三角形或斜方形。操作时，由中央窝钻入，到牙本质后，钻针向颊侧和近中舌尖方向移动，从近中舌髓角进入髓腔，沿各髓角扩展。注意钻针勿向近、远中方向倾斜，避免牙颈部侧穿。①入口洞形。形态：钝圆的三角形；部位：顶位于腭侧，底边位于颊侧，一腰在斜嵴的近中侧，与斜嵴平行，另一腰在近中边缘嵴内侧，与之平行（图 3-13）。②便易形。去除髓室内的颈部牙本质突起，形成直线到达各根管口的入路是改组牙初预备的重点。定位近中颊根的第二根管口（MB2）是该组牙入路预备的一个难点，MB2 根管口通常位于近中颊根管口（MB）舌侧 1.82mm 之处，可将圆三角形顶增宽呈梯形入口使器械更易于查找、发现 MB2 根管口。定位 MB2 的方法：在 MB 根管口和腭根管口（P）的连线上，由远中颊根管口（DB）向 MB-P 连线引一条垂线，两线交点的近中即为 MB2 根管口的位置区域（图 3-14）。

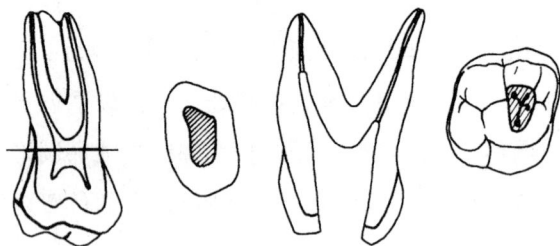

图 3-13　上磨牙髓腔进入图

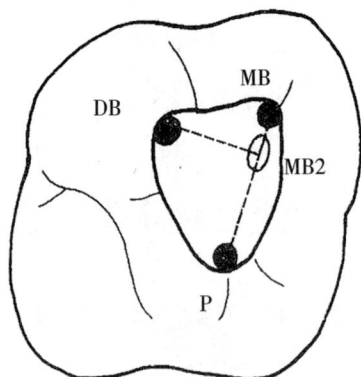

图 3-14　上颌磨牙 MB2 根管口定位

（6）下磨牙组：下磨牙牙冠向舌侧倾斜，髓腔却偏向颊侧。一般有 2 个根，即近中根与远中根。近中根较扁，往往含有颊、舌 2 个根管。远中根较粗，多只有一个粗大的根管，少数病例也有 2 个根管。下第二磨牙牙根有时在颊侧融合，根管在融合处也彼此通连，在颈部横断面根管呈"C"字形。操作时，由𬌗面中央偏颊侧钻入，沿近、远中和颊舌方向扩展，从一侧髓角进入髓腔，沿各髓角扩展。注意钻入的位置不要偏舌侧，避免发生舌侧颈部穿孔。①入口洞形。形态：近远中径长，颊舌径短的钝圆角的梯形，其中近中边稍长，远中边稍短，舌侧洞缘在中央沟处；部位：咬合面近远中向中 1/3，偏颊侧。②便易形。去除髓室内的颈部牙本质突起，形成直线到达各根管口的入路是该组牙初预备的重点。在初始入口完成后，应根据根管口的位置再作便易形的修整。如远中有 2 个根管，常易遗漏远中颊（DB）根管，DB 根管口位于远中（D）根管口的颊侧偏近中。定位远中根管口时，可在近中两根管的连线中点向远中做垂线或顺着髓室底表面近远中向的暗线向远中探寻，若远中根管口恰好位于垂线之上或暗线的尽头，多数为一个远中根管；若远中根管口偏于垂线或暗线的一侧（多为舌侧），则还应在其对侧（颊侧）找到第四根管口（DB 根管）（图3-15）。

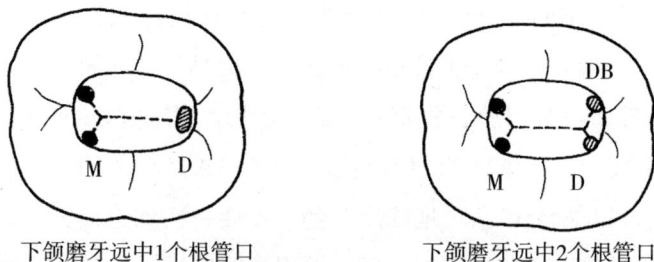

下颌磨牙远中1个根管口　　下颌磨牙远中2个根管口

图 3-15　下颌磨牙远中根管口的定位

2. 髓腔进入和初预备的操作步骤

（1）确定患牙冠、根、髓腔的解剖位置：通过观察牙冠与牙槽骨的关系和与之相交的角度，确定牙齿的位置。在附着龈上进行扣诊有助于确定牙根的走向。仔细研读术前 X 线片，可估计髓腔的位置、大小、钙化的程度，根管的大概长度和近-远中向的弯曲度。术者通过对上述信息的了解和掌握，用以决定操作时钻针进入的长轴方向和深度。

（2）去除龋坏组织和修复体。

（3）设计入口洞形，穿通髓腔，揭净髓室顶：预备牙本质深洞，一般情况下最好选择在高耸的髓角处穿髓；若遇髓室较小、顶底相近甚至相接，可考虑从对应于最粗的根管口处穿入。穿通髓腔后，可沿各髓角相连的髓室顶线角将髓室顶完整揭除。操作要领是应用钻针侧刃向外提拉式切割牙本质，而非向根尖方向钻磨。揭除髓室顶的同时可摘除冠髓。

（4）修整髓室侧壁，形成便易形：前牙主要是去除入口切缘和舌隆突处的阻挡，后牙主要是去除髓室侧壁牙颈部的牙本质突起，又称牙本质领（cervical ledge）。髓室内牙颈部的牙本质突起常常会遮挡住根管口的位置，也妨碍根管器械进入根管。颈部牙本质突起的大小、厚度通常不会超过 4# 圆钻（直径1.4mm）的大小。操作仍为向外提拉式动作。

（5）定位根管口：可循着髓室底色素标志查找根管口，也可寻找髓室底颜色有改变或牙本质不规则的迹象，根据这些线索在髓室底根管口的解剖部位稍用力探查能卡住 DG-16 探针针尖的位点，以此确定根管口的位置和分布，通过观察探针进入的角度了解根管的走行方向。当髓腔钙化较重时，定位根管口发生困难时，应加强照明，辅助放大系统，如使用光纤照射仪、放大镜和显微镜，也可通过亚甲蓝染色髓室底，以发现那些未完全钙化的缝隙。

（6）去除根髓：选择与根管粗细相适应的拔髓针，斜插拔髓针至近根尖区（离根尖狭窄部 2~3mm 处），作 90° 旋转，完整地一次拔除成形牙髓。如果冠髓已经坏死，先将 1%~5.25% 次氯酸钠溶液或 2.5% 氯胺 T 钠置入髓腔，然后再拔髓，从根管口开始分段渐进地除净牙髓，不要一次到达根尖区。根管较细较弯曲时，拔髓针难以到达根尖 1/3 区，可用根管锉插入根管，轻微旋转搅碎牙髓，然后冲洗，反复数次可去净牙髓。

（7）探查、通畅根管，建立根管通路：选用小号 K 锉（08 号、10 号、15号）在距锉针尖端 2~3mm 处预弯，在冲洗液的伴随下自根管口向根管内以 90°~180° 轻微往返旋转进入，不要向根尖方向施压，预弯的器械尖端在不断地往返转动进入过程中可以绕过或避开根管壁上的不规则钙化物及台阶，顺利地到达根尖部，建立起根管的通路（patency），为根管预备做好准备。这种用于探查根管的小号 K 锉又称作根管通畅锉（patency file）。在建立根管通路的操作期间，可伴随使用 EDTA 凝胶或溶液，还要以大量的冲洗液冲洗、充盈髓腔，冲洗液推荐用次氯酸钠溶液。

（二）根管预备

根管预备是采用机械和化学的方法尽可能地清除根管系统内的感染物质，包括：牙髓腔内所有的残髓、微生物及其产物以及感染的管壁牙本质，达到清理、成形根管的目的。

对牙髓已遭受不可复性损害的活髓患牙进行根管治疗又称为牙髓摘除术（pulpectomy）。由于该类患牙的根管深部尚未被感染，预备根管的主要任务是去除根管内的牙髓组织并成形根管，以利根管充填。因此，在临床操作过程中应特别注意避免医源性地将感染带入根管深部。

根尖周病患牙的牙髓多已坏死，根管存在着严重的感染。对这类死髓患牙进行根管治疗，不仅要去除坏死牙髓的残渣，更重要的任务是要去净根管内的感染刺激源，即细菌及其毒性产物。彻底清洁根管系统后，再对根管进行严密的充填，将根管内已减少到很微量的残余细菌封闭在无营养来源的根管中，使之丧失生长繁殖的条件，杜绝再感染发生的机会，从而为血运丰富的根尖周组织行使其修复再生功能提供有利条件，最终达到防治根尖周病的目的。

1. 根管预备的原则和标准

（1）应在无痛、无菌的条件下操作，避免医源性的根管内感染或将感染推出根尖孔。

（2）根管预备应局限在根尖狭窄部（即牙本质–牙骨质交界处）以内的根管空间，所有操作必须在准确掌握工作长度（working length，WL）的基础上进行，工作长度是指根管器械进入根管后从牙冠部的参考标志点到达根尖狭窄处的距离。

（3）机械预备前，一定要让化学冲洗液先行进入根管；机械预备过程中，必须伴有大量、频繁的化学冲洗液浸泡、冲洗，同时辅助以化学螯合剂的润滑；机械预备结束后的末次根管冲洗，液量应多于 2mL。

（4）根管清理、成形的标准

1）根管管径扩大，根管内及根管壁的绝大部分感染物被机械刮除或化学溶解、冲出，去除根管壁上的玷污层（smear layer）。

2）根管形成从根管口至根尖狭窄部由粗到细的具有一定锥度的形态。根管的冠1/3部分应充分扩大，以提供足够的空间，利于根管冲洗和牙胶的加压充填。

3）保持根管原有的解剖位置和走行，避免出现根管改道偏移、过度切割和侧壁穿孔等并发症。

4）保留根尖狭窄部的完整形态，在牙本质-牙骨质界的牙本质侧形成根尖挡（apical stop），以利根管充填时将主牙胶尖的尖端固位并提供一个在根管内压紧充实根充材料的底托，限制超填。

2. 根管预备的操作步骤　根管机械预备的主要技术有步退法（step back）、步进法（step down）和冠下法（crown down），三者对根管分段预备的顺序有所不同，但为了有效地实现根管预备的目标，避免预备并发症和器械断离等操作意外的发生，现代的观念更强调将髓室和根管冠部充分预敞，在完全消除根管冠部对器械的阻力后，再行根管根尖部的预备。因此，在临床实际操作中上述各方法的运用也不是截然分开的。

在实施操作前必须拍摄X线片，用以辅助诊断和了解根管解剖情况，还作为估计根管工作长度的依据。在完成髓腔进入并初预备到位后，开始进行根管的预备。

（1）确定根管工作长度（图3-16）：首先测量术前X线片上该牙齿的长度（由切端、牙尖或后牙窝洞边缘的某一点至根尖端），将此值减1mm作为估计工作长度。然后将10号或15号根管锉或扩大器插入根管内，用电阻抗型根尖定位仪测定工作长度时，需保持根管内处于潮湿状态，一边向根尖方向推进器械，一边读取仪器指示盘上的显示，当指示到达根尖狭窄区时，用橡皮止动片标记进入器械在牙冠标志点处的位置。从根管中取出器械，量取器械尖端到止动片的距离，并记录为工作长度（WL）。还可在根管内插入按估计工作长度标记的诊断丝（X线阻射的金属根管器械或牙胶尖）拍摄X线片，通过测量诊断丝尖端到患牙根尖顶端的距离（d）来确定根管的工作长度：如果距离（d）≤

0.5mm，又无根管的 X 线透射影像即诊断丝尖端达根尖狭窄部，则该估计工作
长度就是确定的工作长度；如诊断丝尖端未达根尖狭窄部，则确定的工作长度＝
估计工作长度+d-1.0mm；如诊断丝超出根尖孔，则确定的工作长度＝估计工作
长度-d-1.0mm；如 X 线片显示患牙根尖硬组织有明显吸收，则工作长度＝估计
工作长度-（0.5~1.0）mm。根尖定位仪测定法和根管内插诊断丝拍 X 线片均
可定为常规步骤，以确保后续各步顺利进行。在一些特殊情况下，可用手感法
补充其他方法的不足，有经验的医师在器械无阻力进入根管的条件下，凭手指
的感觉可判定器械达根尖狭窄区，器械再进一步深入则出现突破感，若手感
法测得的长度与估计工作长度的数值相符，则取该数值为工作长度，如两者
差异>1.5mm，则需拍诊断丝 X 线片。手感法往往是不准确的，不能作为常
规步骤。

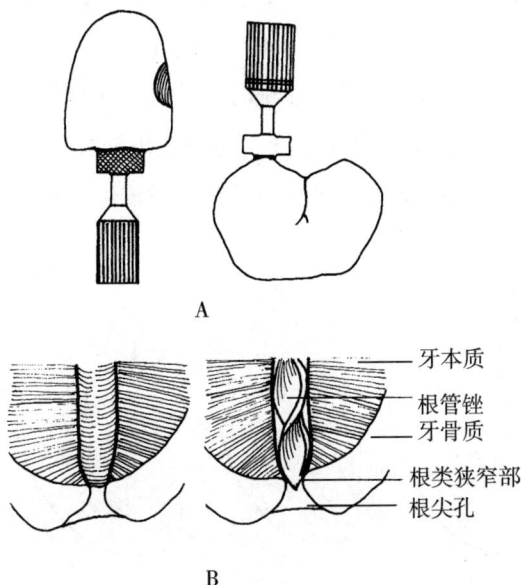

图 3-16 测量工作长度的起止点

（2）步退法根管预备（图 3-17）

1）形成根尖挡：①根据根管粗细选择第一支根管锉或称初锉（initial apical
file，IAF）或扩大器的型号，即能从根管口顺利插至根尖狭窄部而又不能穿透
根尖孔的最大型号的根管器械（如 10 号或 15 号）。②向根管内滴入冲洗液

（如 5.25%次氯酸钠），将初锉插入根管，遇有阻力时，往返小于90°旋转推进，到器械上的工作长度标记为止，顺时针方向沿根管壁周缘扩锉以除去根管内淤积的腐物和平整根管壁，然后将器械贴紧一侧管壁向外拉（此即为扩锉的过程），沿管壁四周不断变换位置，重复上述动作。当感觉器械在根管内较松弛后，即根管锉或扩大器进出无阻力时，按顺序换大一号根管锉，按上述动作要领继续扩锉，每次均要求到达 WL，即止于根尖狭窄部，直至较初锉的型号大 3 个型号为止，形成宽于根尖狭窄直径的底托状根尖挡。最后那支全 WL 预备的锉被定为主锉（master apical file，MAF），根管充填时的主牙胶的型号即按 MAF 的大小来选定。③扩大过程中，每换一型号器械，都必须用前一号锉或初锉进行全工作长度的回锉（recapitulation），并用大量冲洗液冲洗根管，以去除扩锉下来的牙本质碎屑，疏通根管，避免形成牙本质泥（dentin mud）堵塞或穿出根尖。例如用 15 号锉为初锉（IAF），根管预备时则应依次按 15→20→15→25→20/15→30→25/15 号全 WL 预备，每换一号锉均作冲洗，30 号锉为主锉（MAF），主牙胶尖也应选择 30 号。冲洗时，冲洗针头应尽量插入根管深部，但不要卡紧，以提插动作轻柔推入冲洗液，同时让出液体反流的空间。冲洗液可用 2.5%氯胺 T 钠，若用次氯酸钠溶液则必须用橡皮障防护。也可用超声波仪清洗根管。

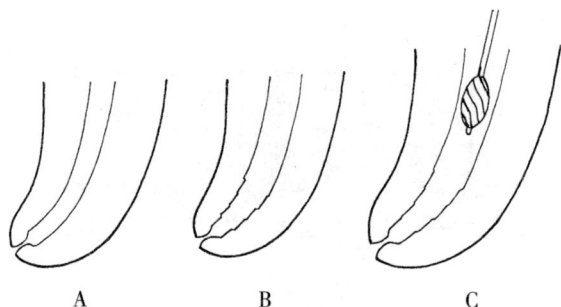

图 3-17　步退法根管预备的操作步骤

2）步退预备：主锉预备完成后，每加大一个型号时，WL 减少 1mm，以形成根管根尖部的较大锥度。按这一方法再扩锉 3~4 个型号，即步退 3~4mm。每增加一号扩锉后，仍用主锉全 WL 回锉，以保持根管通畅和使根管壁光滑。

3）根管冠部的预备：用较根管管径小的扩孔钻开敞根管冠部，只适用于弯曲根管的冠方直线部分的预备。较常使用 2~4 号 GG 钻，以慢速轻巧的提拉方式将根管口和根管的冠 2/3 敞开呈漏斗状。先用 2 号 GG 钻插入根管，深度不超过 2/3 WL；再用 3 号 GG 钻少进入 2~3mm，最后用 4 号 GG 钻仅作根管口的成形。

（3）弯曲根管的预备：根据 X 线片所示牙根的弯曲程度对所选不锈钢初锉（IAF）进行预弯并将止动片上的标识调整到弯曲内侧位置以指示根管弯曲的方向。根管冠部要作充分的预展，可采用逐步深入的方法，尽量将弯曲拐点冠方的根管预备成直线通路；弯曲下段的扩锉的手法推荐使用反弯锉动法，即根管内的器械向弯曲的相反方向贴壁施力提拉锉动，最好不要旋转器械切割根管壁，避免造成根尖拉开（zip）和形成肘部（elbow）（图 3-18）。根尖拉开指在预备弯曲根管时，根管锉在根尖处旋转操作，根管根尖 1/3 处的弯曲被拉直，根尖孔变成泪滴状或椭圆形，造成根尖部根管偏移或根管壁穿孔；肘部是指在根尖拉开的冠方人为造成的根管最窄处，根充时充填材料在此终止，导致根尖部拉开区形成空腔。用不锈钢锉预备超过 25° 的弯曲根管，根尖部只扩大到 25 号即可（即 MAF 为 25 号）。

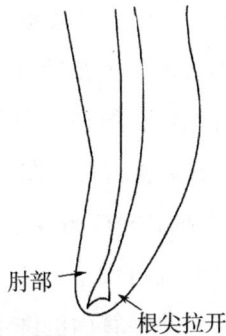

肘部
根尖拉开

图 3-18 根管预备缺陷：根尖拉开和肘部

（4）旋转机用镍钛器械预备根管：旋转机用镍钛器械由于其高柔韧性、高切割效率和良好的生物相容性被越来越多的临床医师所接受。它被设计为从 ISO 标准锥度 0.02 至 0.12 的大锥度，其操作方法是冠下法根管预备技术的最佳体现：由大锥度锉针先行，在顺序减小锥度的过程中使锉针逐步深入根管，直至到达根尖狭窄部。如：先用 30 号 0.06 锥度锉针进入根管，操作长度为 WL-5mm，预备根管冠 1/2 部分；再用 30 号 0.04 锥度锉针预备根管中下部，操作长度为 WL-2mm；最后用 30 号 0.02 锥度锉针预备根管根尖部，操作长度为全 WL。目前常见的旋转机用镍钛锉有以下系列：Protaper、HERO、K3 等。术者使用时应按照各系列生产厂家的使用说明进行操作。

旋转机用镍钛器械操作要领如下：①必须先用手用器械通畅根管，至少要预备到 15 号锉。②限定马达的扭矩，保持恒定的低速旋转（300~600rpm）。③切勿根尖向用力施压，保持外拉手力。④遇阻力停转不要松脚闸，反转取出锉针，勿硬性拔出。⑤勿在同一根管深度停留时间过长或反复操作。⑥以手用器械探查、回锉根管，建立根尖挡。⑦频繁、大量冲洗根管。⑧锉针使用前、后必须仔细检查，一旦发现可疑损伤，应立即丢弃、更换；用后应清洁、高温高压消毒，勿超限次使用。

（三）根管消毒

在对活髓牙进行根管治疗时，一般不需要作根管封药，提倡根管预备和根管充填一次完成。

由于大多数感染根管的管壁牙本质小管深处已有细菌侵入，单纯的根管预备有时难以达到彻底清创的效果，因此，有必要在根管中封入有效的抑菌药物，以进一步减少主根管和牙本质小管内的细菌数量。临床上，当根管预备质量较高时，也可对感染根管即刻进行充填，但是，在有严重的肿痛症状或活动性渗出时，则应经过根管封药减轻症状后再行根管充填。

根管封药所用药物必须具备确定的抑菌或杀菌效果。否则，在封药期间，根管预备后留存在根管内的残余细菌可大量增殖，再加之洞口暂封材料微渗漏所造成的口腔细菌再度感染根管，使根管内的细菌数量甚至可超过封药前的水平。目前更提倡使用杀菌力强的糊剂，如氢氧化钙糊剂、抗生素和皮质类固醇为主要成分的糊剂、碘仿糊剂等。根管封药一般为 7~14 天。

（四）根管充填

根管充填是根管治疗术的最后一步，也是直接关系到根管治疗成功与否的关键步骤。其最终目标是以生物相容性良好的材料严密充填根管，消除无效腔，封闭根尖孔，为防止根尖周病变的发生和促使根尖周病变的愈合创造一个有利的生物学环境。

严密充填根管的目的：一是防止细菌再度进入已完成预备的清洁根管；二是防止根管内的残余细菌穿过根尖孔进入根尖周组织；三是防止根尖周组织的组织液渗入根管内未充填严密的空隙。渗入根管内的组织液可作为根管少量残余细菌的良好培养基，细菌由此获得营养后大量增殖，构成新的感染源，危害根尖周组织。

根管充填的时机：①患牙无自觉症状。②检查患牙无叩痛、肿胀等阳性体征。③根管内干净，管壁光滑，无渗出，无异味。

临床应用的根管充填方法有许多，目前采用较多的是冷侧压技术。近年新发展了各种热牙胶充填技术，如热牙胶垂直加压技术、热塑牙胶充填技术、Thermafil 载核热牙胶技术等等。

下面介绍冷侧压技术的操作步骤。

1. 用消毒的纸捻或棉捻擦干根管。

2. 按根管预备的情况，选择与主锉（MAF）相同号数或小一号数的消毒侧压器，在 WL-1mm 的位置上用止动片标记，插入空根管时感觉较为宽松，侧压器与根管壁之间有一定的空间。

3. 选择一根与主锉（MAF）相同号数的 ISO 标准锥度牙胶尖作为主尖，标记工作长度，在根管内试主牙胶尖，插入主牙胶尖到达 WL 后有回拉阻力，即回抽主牙胶尖时有尖部被嗫住的感觉（图 3-19）。选择数根与侧压器相同号数或小一号数的牙胶尖作为辅尖。75%酒精消毒备用。

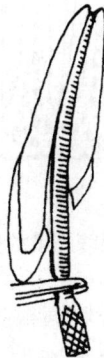

图 3-19　在根管内测量主牙胶尖

4. 在根管充填的器械上（光滑髓针、纸捻或根管螺旋充填器）标记 WL，将其蘸根管封闭剂或自调的半流动状态的氧化锌丁香油糊剂后插入根管，向根尖部顺时针快速旋转推进至 WL，然后轻贴一侧根管壁退出根管，在蘸糊剂按上述动作要领重复 2~3 次。

5. 将主牙胶尖标记以后蘸糊剂插入根管至 WL。

6. 沿主牙胶尖一侧插入侧压器至标记的深度，并将主牙胶尖侧压向根管一侧，保持 15 秒后左右捻转，同时离开主牙胶尖贴其对侧根管壁取出侧压器。

7. 在侧压器形成的间隙内插入一根蘸有少许糊剂的辅尖，再行侧压并插入辅尖，直至侧压器只能进入根管口 2~3mm 不能继续插入辅尖为止。

8. 用烤热的充填器在根管口下方约 1mm 处切断牙胶尖，再向根方垂直压实根管内的牙胶。

9. 窝洞封以暂封剂。

10. 拍摄 X 线片，检查根管充填的情况。

五、根管充填的标准判断

根管充填后，常规拍摄 X 线片判断根管充填的情况，有以下 3 种表现（图 3-20）。

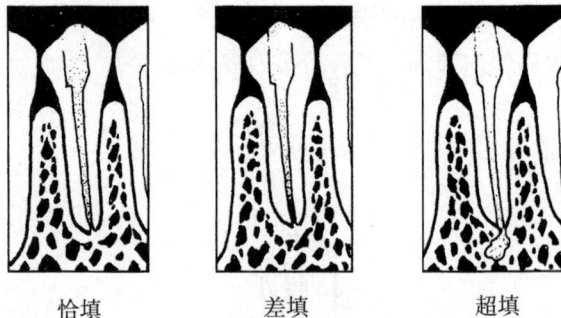

恰填　　　　　差填　　　　　超填

图 3-20　根管充填的标准判断

1. 恰填　根管内充填物恰好严密填满根尖狭窄部以上的空间。X 线片见充填物距根尖端 0.5~2mm，根尖部根管无任何 X 线透射影像。这是所有患牙根管充填应该达到的标准。

2. 超填 X线片显示根管内充填物不仅致密充盈了上述应该填满的根管，而且超出了根尖孔，充填物进入根尖周膜间隙或根尖周病损区，即所谓的致密超填（overfilling）。一般来说，超填可以引起根管充填术后的并发症，严重者发生急性牙槽脓肿，而且延缓根尖周病变组织的愈合。超填的充填物不能再以非手术的方法由根管取出。但对于仅有少量糊剂的超填，临床是可以接受的。

3. 差填或欠填（underfilling） X线片显示根管内充填物距根尖端2mm以上，根尖部根管仍遗留有X线透射区。还有一种更糟糕的情况是超充差填（overextension），即根管内（尤其是根尖处）充填不致密，有气泡或缝隙，同时又有根充物超填进入根尖周组织。上述根管充填结果均不符合要求，应该取出充填物，重新作根管的预备和充填。

六、注意事项

1. 根管预备前 应检查根管治疗器械有无易折断的迹象，如工作刃螺纹松解或旋紧、90°角的弯痕、局部闪点、锈蚀等，如有则不能使用。注意器械的消毒。

2. 根管预备时 患者体位应根据牙位调整适宜。操作时应使用橡皮障隔离装置。无条件用橡皮障的初学者，在使用根管器械时必须拴安全丝，根管器械在根管内时，术者的手指切勿离开器械柄，以防器械脱出而误吞、误吸。

3. 较大的根尖周囊肿 拟作根尖手术的患牙，可于术前即刻行根管预备及根管充填；如囊液过多难以完善根管充填，可于手术过程中作根管充填。

七、术中或术后并发症及其处理

1. 根管锉或扩大器滑脱 每次使用根管器械时，术者首先要时刻提防其滑脱和误吞。当器械滑脱于口腔中时，术者不要慌张，将手指放入患者口中，务必不要让患者闭嘴，用镊子安全取出即可。如果滑脱在舌体人字缝前后，应立即使患者的头低垂，同时术者的工作手指绝不要离开患者的口腔，用示指轻压患者舌根以利器械自行掉出口外。

2. 根管器械误吸、误吞 器械如掉入呼吸道，患者会感到憋气难忍，应立即送耳鼻喉科急诊，用气管镜取出异物。器械误入消化道时，患者无明显不适，应立即送放射科透视，以确定器械位于消化道内的部位，并住院密切观察。记录患者既往消化道疾病史，查大便潜血，同时大量进食多纤维的蔬菜和滑润食物，如韭菜、芹菜、木耳、海带等，禁忌使用泻剂。每日透视一次，追踪器械在消化道的移动去向。如有大便应仔细查找，必须在粪便中找到误吞的器械并请患者看后为止。应用橡皮障隔离法可预防其发生。

3. 根管内器械断离　一旦发现器械折断，首先应拍摄 X 线片，确定断离器械停留的部位。如断离器械在根管内，未超出根尖孔，如能用较细的根管器械绕过断离器械，形成旁路，根管仍然通畅，可继续完成根管治疗，定期复查；如断离器械卡在根管内并堵塞住根管，可转诊到牙髓专科使用显微超声技术试行掏取；如断离器械位于弯曲根管的根尖部甚或超出根尖孔，很难取出，但若此时根管已经清创较为干净，则可继续于断离器械的冠方完成根管治疗，术后予以观察，必要时可考虑做根尖手术；如折断器械较长而根管又不通畅，根尖无病变者可作氢氧离子或碘离子导入后塑化治疗，定期观察；根尖有病变者可行倒充填术；磨牙个别根管手术如有困难，则可作截根术或半根切除术。

4. 髓腔或根管壁侧穿　穿孔部位于龈下时，可在显微镜下用 MTA（mineral trioxide aggregate，三氧矿物盐聚合物）修补穿孔。前牙也可在根管治疗完成后做翻瓣手术，选用 MTA、氧化锌丁香酚基质的材料（如 IRM、super EBA）、复合树脂或银汞合金等材料修补穿孔。后牙根分叉处穿孔时，如穿孔直径小于 2mm 又不与龈袋相通，也可选用 MTA 修补，或由髓腔内放氢氧化钙制剂后用玻璃离子水门汀封闭穿孔；如穿孔过大，结合牙冠龋坏情况作截根术或半切除术。如在根管中、下部侧穿，则在急性炎症控制后作常规根管充填即可。

5. 根管充填后疼痛　结合病史和 X 线片所见，仔细分析引起疼痛的可能原因，加以不同处理。

（1）若根管充填后有较轻疼痛和叩痛，可不做处理，待其自行恢复。

（2）外伤冠折患牙、根尖完好而有疼痛者，可做理疗。

（3）感染根管或同时有根尖病变患牙根管充填完善或超填者，如出现疼痛，不必取出根管内充填物，可做理疗，同时服用消炎药和止痛药。

（4）个别的超填患牙有较长时期疼痛，上述各种处理后不见缓解者，可考虑做根尖搔刮术。

6. 根管清创充填　均完善而远期疗效不良者，应追查全身疾病背景，检查殆关系。必要时考虑根尖手术；如预后不佳，手术有困难时则应拔除患牙。

八、术后组织反应与疗效判断

拔除活髓时，根髓多在根尖狭窄附近撕断，组织断面出血并有血凝块形成，开始有炎症反应，白细胞渗出并以吞噬活动清除撕裂面上的坏死组织。约 3~4 天后，创面的渗出停止，来自周围组织的成纤维细胞和其他细胞移入血块，血块机化变成肉芽组织，再转化为纤维结缔组织，分化出成牙骨质细胞，在根面沉积牙骨质，最终封闭根尖孔。有时纤维组织也可变为瘢痕组织，称为瘢痕愈合。

慢性根尖周炎时，在根尖周形成炎性肉芽组织，但经过完善的根管治疗后，根管内感染已消除，病变区便可以恢复。先是炎症成分被吞噬细胞移去，肉芽组织逐渐纤维化。纤维成分逐渐增加，细胞和血管逐渐减少，并在近牙骨质面分化出造牙骨质细胞，在根面逐渐沉积牙骨质；而在近骨面则分化出成骨细胞，在接近破坏的骨面形成骨质，逐渐将破坏区的骨质修复并形成硬骨板，此为理想的愈合。有时，增宽的牙周膜间隙中是瘢痕结缔组织，这也是根尖周病变愈合的一种形式。

慢性根尖周炎病变区的愈合需要数月至数年之久：年轻人修复能力强，可在数月中见到骨质新生；成年人则需要较长的时间，有时需要 2~5 年才能完全由骨质修复根尖病变的破坏区。

根管治疗后两年复查病例，如患牙无自觉症状，功能良好；临床检查正常，原窦道闭合，X 线片见根尖周组织正常，原病变区消失或是根尖牙周膜间隙增宽，硬骨板白线清楚，均为治疗成功的病例。如果要观察病损愈合的动态变化，可分别于术后 3 个月、6 个月、1 年、2 年复查病例，观察上述各项指标。

（桂伟福　刘　可）

第四章　牙及牙槽外科

第一节　牙拔除术

牙及牙槽外科是口腔颌面外科最基础和常用的部分，也是口腔科医师必须掌握的基本技术。与其他外科手术一样，牙拔除术的术前准备和操作亦应遵循无痛、无菌、微创等外科原则。医师应以最小的损伤完成手术，并尽量减少牙槽骨的丢失，维持牙槽嵴的宽度和高度，为后续的修复奠定基础。

一、适应证

（一）牙体病损

牙体组织龋坏或破坏严重、用现有的修复手段已无法恢复和利用者可拔除。

（二）根尖周病

根尖周病变不能用根管治疗、根尖切除等方法治愈者可拔除。

（三）牙周病

晚期牙周病，牙周骨组织支持大部丧失，采用常规和手术治疗已无法取得牙的稳固和功能。

（四）牙外伤

冠折通常经过治疗处理是可以保留的。冠根折应依据断面在龈下的位置、松动度、牙周组织状况、固定条件等综合考虑是否保留；根中 1/3 折断一般为拔牙适应证；根尖1/3折断可经治疗后观察。脱位或半脱位的牙，如牙体组织基本完整，均应复位保留。

（五）错位牙

影响功能、美观，造成邻近组织病变或邻牙龋坏，不能用正畸等方法恢复正常位置者均可考虑拔除。

（六）额外牙

额外牙常会引起正常牙的萌出障碍或错位，造成错畸形，常为拔牙适应证。

（七）埋伏牙、阻生牙

引起邻牙牙根吸收、冠周炎、牙列不齐、邻牙龋坏者均应拔除。

（八）滞留乳牙

影响恒牙萌出者应当拔除。如成人牙列滞留的乳牙，但对应恒牙先天缺失或无法就位，可暂保留。

（九）治疗需要

因正畸治疗需要进行减数的牙；因义齿修复需要拔除的牙；囊肿或良性肿瘤累及的牙，可能影响治疗效果者均为拔牙适应证。恶性肿瘤放疗前，为减少某些并发症的发生，拔牙适应证可适当放宽。

（十）病灶牙

引起颌骨骨髓炎、牙源性上颌窦炎等局部病变的病灶牙为拔除适应证。

（十一）骨折累及牙

颌骨骨折线上的牙或牙槽突骨折所累及的牙，应根据牙本身的情况决定，尽可能保留。

二、术前评估和禁忌证

（一）术前检查与评估

（1）对于符合拔牙适应证的患者详细地询问病史。

（2）对口腔情况做全面细致检查。

（3）拔牙术前常需做 X 线片检查。

在复杂的局部病情和全身背景交织的情况下，应详细、全面地收集病情资料，会同各有关科室医师共同商讨，审慎地决定可否拔牙。

（二）系统疾病对牙拔除术的影响和禁忌证

牙拔除术的禁忌证具有相对性。

1. 心脏病

一般而言，心脏病患者如心功能尚好，为Ⅰ或Ⅱ级，可以耐受拔牙及其他口腔小手术。

以下情况应视为拔牙禁忌证或暂缓拔牙：①有近期心肌梗死病史者。有人主张在经治疗好转后 6 个月，临床症状及心电图变化皆已稳定后方可考虑拔牙。疼痛、恐惧、紧张等可诱使再次发生心肌梗死，极为危险。如必须拔牙，需经专科医师全面检查并密切合作。②近期心绞痛频繁发作。③心功能Ⅲ～Ⅳ级或有端坐呼吸、发绀、颈静脉怒张、下肢水肿等症状。④心脏病并发高血压者，应先治疗其高血压后拔牙。⑤有三度或二度Ⅱ型房室传导阻滞、双束支阻滞、阿-斯综合征（突然神志丧失合并心传导阻滞）史者。

总之，心脏病患者拔牙时机的选择应注重术前的判断和调控，充分尊重内科医师的意见。手术应在缓解紧张情绪的基础上，无痛、快速完成。术后不可放松对全身状况的调理和掌控，应当建立相应的回访制度。最终安全、平稳地完成治疗。

2. 高血压

据最近世界卫生组织的血压界定，血压<16.0/11.3kPa（120/85mmHg）为正常血压；血压>18.6/12.0kPa（140/90mmHg）为异常血压；介于两者之间为临界血压。如为单纯性高血压病，在无心、脑、肾并发症的情况下，一般对拔牙有良好的耐受性。如血压>24.0/13.3kPa（180/100mmHg），则应先控制后再行拔牙。如有异常血压，最好在监护下行牙拔除术。

3. 造血系统疾病

（1）贫血：世界卫生组织诊断贫血的血红蛋白标准（氰化高铁血红蛋白法测定）为成年男性<130g/L，成年女性<120g/L，孕妇<110g/L。

血红蛋白在80g/L以上，血细胞比容在30％以上，一般可以拔牙。慢性贫血者因机体已有良好适应性和代偿功能，即使血红蛋白较低，也能耐受一般手术。但老年或动脉硬化者，血红蛋白应先保持在100g/L左右，以防止术中术后出血。

（2）白细胞减少症和粒细胞缺乏症：周围血白细胞<4×10^9/L，称为白细胞减少症。粒细胞绝对计数持续<2×10^9/L，称为粒细胞减少症；如<1×10^9/L，称为粒细胞缺乏症。

中性粒细胞如<1×10^9/L 时，易引起严重感染和影响创口愈合，应避免拔牙及手术。如中性粒细胞在（2~2.5）×10^9/L，或白细胞总数在 4×10^9/L 以上，患者可耐受拔牙及手术。

（3）白血病：急性白血病为拔牙的禁忌证。慢性白血病国内以慢性粒细胞白血病（简称慢粒）多见，主要见于中年人。多数慢粒患者经治疗而处于稳定期者，如必须拔牙，应与专科医师合作，并预防感染及出血。慢性淋巴细胞白血病在我国少见，如为良性型（静止型。白细胞<5×10^9/L，无症状）或轻型（常以自身免疫性溶血性贫血为主要表现），必须在与有关专家合作下进行，注意预防感染及出血。

（4）恶性淋巴瘤：恶性淋巴瘤低度恶性者经合理治疗可有较长生存期，可在与有关专家合作的情况下拔牙；高度恶性者预后差，拔牙应慎重。

（5）出血性疾病：由止血功能缺陷引起，表现为自发性出血或损伤后出血不止。

①原发性血小板减少性紫癜：属于并无特殊病因引起的血小板减少的一种出血性疾病。急性型不可拔牙。拔牙或手术最好在血小板计数>1×10^{11}/L 时进行。

②血友病：为一种遗传性凝血功能障碍的出血性疾病。血友病 A 患者如必须拔牙时，应补充凝血因子Ⅷ。当凝血因子Ⅷ的浓度提高到正常值的 30％时，可进行拔牙或小手术；提高到60％时可行较大手术。

4. 糖尿病

糖尿病为代谢内分泌疾病，所以糖尿病患者手术后发生感染的可能性高于正常人，伤口因蛋白质合成障碍可能延迟愈合。

一般拔牙或小手术用局部麻醉者，特别是术后能进食者，对糖尿病的影响较小，对糖尿病原有的治疗方案不必改变。拔牙时，糖尿病患者的空腹血糖以控制在 8.88mmol/L（160mg/dl）以下为宜。未控制而严重的糖尿病，应暂缓拔牙。

5. 甲状腺功能亢进症

手术的精神刺激及感染可能引起甲状腺危象，有危及生命的可能。通常选择性手术应当在甲状腺功能正常的情况下进行，因此拔牙应在本病控制后，静息脉搏在 100 次/min 以下，基础代谢率在+20 %以下方可进行。

6. 肾脏疾病

各类急性肾病均应暂缓拔牙。对各种慢性肾病，应判定肾的损害程度。如处于肾功能代偿期，即内生肌酐清除率>50 %，血肌酐<132.6μmol/L（1.5mg/dl），临床无症状，则拔牙无问题。

7. 肝炎

急性肝炎期间应暂缓拔牙。慢性肝炎肝功能有明显损害者，患者可因凝血酶原及其他凝血因子的合成障碍，拔牙后易出血。

对肝炎患者实施手术应注意病毒防护，避免院内感染。

肝硬化患者如处于肝功能代偿期，肝功能检查在正常范围内或仅有轻度异常，拔牙为非禁忌证，但应注意出血的可能性。

8. 妊娠

给患者带来极大痛苦，必须拔除的牙，在健康正常者的妊娠期间皆可进行。对选择性手术则应全面衡量。在怀孕的第4、5、6个月期间，进行拔牙或手术较为安全。

9. 月经期

月经期拔牙，有可能发生代偿性出血，一般认为应暂缓拔牙。必要时，简单的拔牙仍可进行，但要注意防止出血。

10. 感染急性期

在口腔颌面部的急性感染期拔牙应根据感染的部位、波及的范围、病程的发展阶段、细菌的种类和毒力、拔牙创伤的大小、医师所能使用的抗生素水平、患者的全身状况、有无并发症等因素综合考虑。

11. 恶性肿瘤

患恶性肿瘤者禁忌拔牙，一般应与肿瘤一同切除。放射治疗前，位于照射部位的患牙，应在放射治疗前至少 7~10 天拔除或完成治疗。放射治疗后，对位于照射部位的患牙拔除，应持慎重态度。一般认为，在放射治疗后3~5年内不应拔牙，否则可引起放射性骨坏死。

12. 长期使用抗凝药物

对心瓣膜置换术、冠状动脉搭桥或成形术后的患者，可使用血凝酶（立止血）预防术后出血。对长期使用肝素的患者，如需停药，药效在 5 个半衰期后方可解除，通常肝素静脉注射 6h 后、皮下注射 24h 后，方可进行手术。使用华法林，一般停药 3~5 天可以手术，通常需要术前 1 周停药。如停药可能导致血栓形成，因而在不能停药的情况下，凝血酶原时间应控制在 1.5~2s 方可考虑拔牙。

13. 长期肾上腺皮质激素治疗

此类患者在拔牙前应与专科医师合作，术前迅速加大肾上腺皮质激素用量，并需注意减少创伤、消除患者顾虑及恐惧、保证无痛及预防感染。

14. 神经精神疾患

此类患者主要存在合作问题。如帕金森病，经常有不随意的活动；大脑性麻痹，有痉挛状态。这些患者皆不能合作，除非使用全身麻醉，方可进行拔牙。

三、术前准备

（一）患者的准备

对患者进行术前准备的目的是增强患者对治疗的信心，取得医师的配合；减少情绪波动对生理功能的影响，使手术顺利平稳地完成。

在术前谈话中应向患者和家属说明手术的必要性；局部麻醉下可能出现的术中感受；如何配合医师；术中及术后可能出现的问题和并发症；术后注意事项，使患者对手术有充分的了解和信心。对复杂、困难的牙拔除术应与患者及家属签署手术知情同意书。

（二）手术医师的准备

手术医师首先应当对患者的病情、患牙情况有全面细致的掌握。制定恰当的手术预案。对各项准备工作进行认真审查。

手术医师应当穿好手术衣，戴好手术帽和口罩。按照标准手法使用洗手液和流动水洗手。

（三）患者体位

患者取半坐位。拔除上颌牙时，患者头部应稍后仰，使张口时上颌牙的平面约与地平面成 45°角，患者的上颌与术者的肩部约在同一水平。拔除下颌牙时，应使患者大张口时下颌牙的平面与地面平行，下颌与术者的肘关节在同一高度或下颌略低。

（四）手术区准备

应尽可能减少口腔内的细菌量，更不能发生医源性感染。在术前准备时，最好先完成牙周龈上洁治；术前口腔冲洗或含漱是有效减少细菌量的方法。

（五）器械准备

根据患牙在牙列中的位置、牙冠大小、牙根的数目和形态、牙体组织破坏程度、周围骨质状况，选择合理、适用、效率高的拔牙器械，牙龈分离器和刮匙也是必备器械。同时，根据手术步骤的需要准备相应的辅助器械。

四、拔牙器械

（一）牙钳

牙钳是牙拔除术所使用的最基本器械，也是创伤最小的拔牙器械，因此牙钳应作为牙拔除术的首选器械。

（1）牙钳的结构：由钳柄、关节、钳喙构成。

（2）牙钳的类型：①按形状可分为直钳、反角式钳、刺枪式钳、直角鹰嘴式钳。②按钳喙形态可分为对称型，即通用型；非对称型是为拔上颌磨牙设计的，左、右各一。特点是颊侧钳喙中部有一角形突起，以伸入上颌磨牙两颊根分叉处更紧密地夹持磨牙。③按牙位分为下前牙钳、上前磨牙钳、上根钳等。

（3）牙钳的使用：一般多用右手握钳，将钳柄置于手掌，在钳住牙冠后，将环指和小指移出两钳柄之间，与示指、中指在一侧紧握钳柄，即可开始拔牙动作。也可采用反向握钳法，其动作与正握法的区别是右手拇指位于钳柄末端一侧。牙钳的安放位置一般应与患牙的长轴平行，在拔牙时应始终夹紧患牙，并向根方推进，绝不允许使用暴力拔牙。

（二）牙挺

牙挺也是拔牙的主要器械。对牢固的或无法直接夹持的患牙，牙挺常为首选的器械。

（1）牙挺的构成：牙挺由刃、柄、杆三部分构成。

（2）牙挺的类型：按形状可分为直挺、弯挺、三角挺。按挺刃的宽窄和功能可分为牙挺、根挺、根尖挺。

（3）使用牙挺时，必须遵循下列原则。

①绝不能以邻牙作为支点，除非邻牙也需同时拔除。

②除拔除阻生牙或颊侧需去骨者外，龈缘水平处的颊侧骨板一般不应作为支点。

③龈缘水平处的舌侧骨板，也不应作为支点。

④操作中应注意用手指保护，以防牙挺滑脱伤及邻近组织。

⑤必须控制用力，不得使用暴力，挺刃的用力方向必须准确。

（三）刮匙

刮匙有直、弯两种类型，常用的是弯刮匙。

刮匙的首要作用是探查。有急性炎症如根尖炎时，一般不宜使用刮匙；有脓时，亦不宜使用。乳牙拔除后不要搔刮牙槽窝，以免伤及恒牙胚。

（四）牙龈分离器

牙龈分离器作为专用的分离牙龈的器械，应为拔牙必备。

（五）拔牙器械的改进

目前减小拔牙后牙槽突吸收最基本也最行之有效的临床环节就是减轻拔牙术中的创伤，为此微创拔牙的理念被提及并已有系列旨在减小创伤的拔牙器械出现。

五、基本步骤

牙拔除术就是通过外科手术将患牙与牙槽窝之间的连接完全分离，扩大牙槽窝后将患牙取出的过程，应按以下步骤进行。

（一）分离牙龈

分离牙龈的目的是安放牙钳时为钳喙插入龈沟下提供空间，防止夹伤牙龈；避免拔牙动作连带造成牙龈撕裂。

（二）挺松患牙

对于牢固的或死髓牙，或牙冠有大充填体，或冠部破坏大的牙，可先用牙挺将牙挺松至一定程度后，改用牙钳。

（三）安放牙钳

合理地选择适用的牙钳，张开钳喙，沿牙面插入已被完全分离的龈沟间隙内，推进至牙颈部外形高点以下，尽量向根方推入，保持钳喙与牙长轴平行一致，夹紧患牙。必须再次核对牙位。

（四）患牙脱位

牙钳夹紧后，使牙脱离牙槽窝的运动力主要有三种：摇动、扭转和牵引。

（五）拔牙后的检查及拔牙创处理

牙拔出后，首先检查牙根是否完整，牙龈有无撕裂，用刮匙探查拔牙窝，去除异物、炎性肉芽组织、根端小囊肿等；修整过高的牙槽中隔、骨嵴或牙槽骨壁。经上述处理后，在拔牙创表面用消毒的纱布棉卷横架于两侧牙槽突，嘱患者咬紧，30min后弃除。有出血倾向者，经检查无活动性出血后方准离院。

（六）拔牙后注意事项

拔牙后 24h 内不可刷牙或漱口。拔牙当日可进软食，食物不宜过热。避免患侧咀嚼；勿用舌舔创口，更不可反复吸吮。

六、牙根拔除术

牙根拔除术是指将牙冠已破坏后遗留于牙槽骨内的残根和牙拔除术中折断的断根取出的方法。

（一）牙根拔除术的指征

对于残根、断根，特别是根周组织有各种病变者，原则上都应拔除。

（二）根钳取根法

对高位的残根、断根可用根钳直接拔出。断面在牙颈部或更高时，可选用根钳或钳喙宽窄与之相适应的牙钳，将牙龈分离后，插钳夹牢牙根，按拔除单根牙的手法多可拔出。邻近或略低于牙槽突的断根，可去除少量骨质，使根钳能够夹持。只有当牙根断面低于牙槽突过多而无法钳夹时，才配合使用牙挺或采取翻瓣去骨法。

（三）牙挺取根法

高位断根选择直牙挺；低位断根使用根挺；根尖 1/3 折断选用根尖挺。弯挺适用于后牙。挺牙根时，支点应放在牙槽中隔、牙槽窝壁或腭侧骨板。

（四）翻瓣去骨法

（1）切口：为保证瓣能够正常愈合，瓣的基底必须比游离缘宽大；切口的位置要保证瓣复位缝合后下方有骨支持，切口距术后骨创缘至少 6~8mm。

常用的切口有梯形、角形和弧形。梯形切口和角形切口是龈缘连续切口的改型，通过在龈缘切口的末端做附加松弛切口。附加切口应位于牙面的近中或远中轴角，与龈缘约成 45°。

（2）翻瓣：牙槽突的软组织瓣应为全厚黏骨膜瓣。

（3）去骨：去骨可使用骨凿、牙钻、涡轮机和其他外科动力系统。去骨量不宜过多。

（4）拔出牙根：暴露牙根后，用根钳和牙挺取出牙根。取出牙根后，应去除锐利不规则的骨缘、骨突和过高的牙槽中隔，彻底清理、冲洗创口。

进入上颌窦的牙根取出方法：牙根进入上颌窦多发生于上颌第一、第二磨牙，特别是第一磨牙的腭侧根和第二磨牙的近中颊根。对于进入上颌窦的牙根可以使用翻瓣去骨法取出；如牙根未完全进入窦腔内，此时通常可直视下发现并取出；如在窦底水平未找到牙根，可向上去除窦前壁骨板，直至找到牙根，前壁开窗要尽量小，为减小损伤可结合冲洗法进行。

（袁靖靖　高龙华）

第二节 阻生牙拔除术

阻生牙是指由于邻牙、骨或软组织的阻碍而只能部分萌出或完全不能萌出，且以后也不能萌出的牙。常见的阻生牙为下颌第三磨牙、上颌第三磨牙及上颌尖牙。

一、下颌阻生第三磨牙拔除术

下颌第三磨牙（简称"智牙"）是阻生牙中最常见的。临床上常引起冠周炎。

（一）适应证和禁忌证

对于有症状或引起病变的阻生下颌智牙均主张拔除，包括：①下颌阻生智牙反复引起冠周炎者。②下颌阻生智牙本身有龋坏，或引起第二磨牙龋坏。③引起第二磨牙与第三磨牙之间食物嵌塞。④压迫导致第二磨牙牙根或远中骨吸收。⑤已引起牙源性囊肿或肿瘤。⑥因正畸需要保证正畸治疗的效果。⑦可能为颞下颌关节紊乱病诱因的下颌阻生智牙。⑧因完全骨阻生而被疑为某些原因不明的神经痛病因者，或可疑为病灶牙者，亦应拔除。

预防性拔除下颌阻生智牙的目的：①预防第二磨牙牙周破坏。②预防龋病。③预防冠周炎。④预防邻牙牙根吸收。⑤预防牙源性囊肿及肿瘤发生。⑥预防疼痛的发生，完全骨阻生有时会引起某些不明原因的疼痛。⑦预防牙列拥挤。

当智牙处在下列情况时可考虑保留：①正位萌出达邻牙平面，经切除远中覆盖的龈片后，可暴露远中冠面，并与对牙可建立正常咬合关系者。②当第二磨牙已缺失或因病损无法保留时，可保留做修复的基牙，避免游离端缺失。③虽邻牙龋坏可以治疗，但因牙间骨质吸收过多，拔除阻生智牙后邻牙可能松动者。④完全埋伏于骨内，与邻牙牙周无相通，无压迫神经引起疼痛症状者。⑤智牙牙根尖未形成，下颌其他磨牙因病损无法保留时。⑥第二磨牙拔除后，如下智牙牙根未完全形成，可以自行前移替代第二磨牙，配合正畸治疗与上颌磨牙建立良好咬合关系。⑦8~10岁的儿童第一恒磨牙龋坏无法保留，如第三磨牙非颊舌位，拔除第一磨牙后的间隙可能因第二、第三磨牙的自然调整而消失，配合正畸治疗，可获得更好的关系。

下颌阻生智牙拔除的禁忌证与一般牙拔除术禁忌证相同。

（二）下颌阻生第三磨牙的临床分类

（1）根据牙与下颌支及第二磨牙的关系，分为以下三类。

Ⅰ类：在下颌支前缘和第二磨牙远中面之间，有足够的间隙可容纳阻生第三磨牙牙冠的近远中径。

Ⅱ类：下颌支前缘与第二磨牙远中面之间的间隙不大，不能容纳第三磨牙的近远中径。

Ⅲ类：阻生第三磨牙的全部或大部位于下颌支内。

（2）根据牙在颌骨内的深度，分为高位、中位、低位阻生三类。

高位阻生：牙的最高部位平行或高于牙弓平面。

中位阻生：牙的最高部位低于平面，但高于第二磨牙的牙颈部。

低位阻生：牙的最高部位低于第二磨牙的牙颈部。骨埋伏阻生（即牙全部被包埋于骨内）。

（3）根据阻生智牙的长轴与第二磨牙长轴的关系，分为以下几类：垂直阻生、水平阻生、近中阻生、远中阻生、颊向阻生、舌向阻生、倒置阻生。

（4）根据在牙列中的位置，分为颊侧移位、舌侧移位、正中位三类。

（三）术前检查

同其他手术一样，阻生智牙拔除前，必须进行详细的病史询问、全面的局部和全身检查。

口腔检查时应注意：颊部皮肤有无红肿或瘘管；淋巴结是否肿大，有无压痛；下唇感觉有无异常；开口度的大小。

智牙的检查要掌握其在颌骨中的位置、方向、与邻牙的关系；远中龈片的韧性及覆盖牙冠的大小，有无红肿、压痛或糜烂；盲袋是否有脓性分泌物；牙冠有无龋洞，破坏大小。

亦应注意第二磨牙的松动度、充填体、牙周状况，特别是远中颈部有无龋洞。

通过 X 线片可以更清楚地了解牙阻生情况、牙根形态、周围骨质的密度，有助于分析阻力。

牙 CT（体层摄影）：可以避免根尖片因影像重叠和投照角度偏差而造成的假象；检查第二磨牙远中根吸收优于其他检查方法；可以直观并量化下颌管在不同层面和方位上与智牙的距离关系。

（四）阻力分析和手术设计

下颌阻生智牙拔除时的阻力产生于 3 个部位。

1. 冠部阻力

牙冠部的阻力有软组织阻力和骨组织阻力。软组织阻力来自第三磨牙上方覆盖的龈片，解除软组织阻力的方法是切开。

骨阻力来源于包裹牙冠的骨组织，主要是牙冠外形高点以上的骨质。解除冠部骨阻力主要采用去骨法，有时截冠或增隙也可达到减除冠部骨阻力的目的。

2. 根部阻力

根部阻力来自牙根周围的骨组织。根部骨阻力可利用 X 线片分析。去除根部骨组织阻力的方法有分根、去骨、增隙。多根牙可用劈开或钻磨的方式分开后，分别取出。术中应综合利用各种方法。

3. 邻牙阻力

邻牙阻力是第二磨牙在拔除智牙时产生的妨碍脱位运动的阻力。邻牙阻力视第二磨牙与阻生智牙的接触程度和阻生的位置而定。一般可采取分冠和去骨的方法解除邻牙阻力。

（五）拔牙步骤和方法

下颌阻生智牙拔除术是一项较为复杂的手术。拔除时应严格遵守无菌原则。

1. 拔牙步骤

（1）麻醉：通常选择下牙槽、舌、颊一次阻滞麻醉。

（2）切开、翻瓣：高位阻生一般无须翻瓣。常用的是角形切口。切开时应直达骨面，全层切开黏骨膜。翻瓣由近中切口开始，沿骨面翻起。

（3）去骨：一般垂直阻生去骨要达牙各面外形高点以下；水平和近中阻生颊侧为劈开分牙，应达近中颊沟之下，远中至牙颈部以下。

（4）分牙：目的是解除邻牙阻力，减小骨阻力。分牙时可进行劈（截）冠和分根操作。分牙的优点是创伤小，时间短，并发症少。常用的劈开方法有正中劈开（纵劈）和近中劈开（斜劈）。

（5）增隙：所谓增隙是指将骨凿紧贴根面凿入，利用骨松质的可压缩性来扩大牙周间隙，以解除根周骨阻力的方法。

（6）拔出阻生牙：当邻牙阻力解除，在一定程度上解除骨阻力后，根据临床的情况选择适用的牙挺，将患牙挺松或基本挺出，最后用牙钳使牙完全脱位。

（7）拔牙创处理：使用劈开法或去骨法拔牙时会产生碎片或碎屑，应认真清理。

（8）缝合：目的是将组织复位以利愈合；防止术后出血；缩小拔牙创，避免食物进入，保护血凝块。缝合不宜过于严密，通常第二磨牙远中、切口转折处可以不缝合，以减少血肿的形成。

（9）压迫止血：缝合完成后，压迫止血方法同一般牙拔除术。为预防干槽症，可放入碘仿海绵1~2小块。

2. 拔除方法

（1）垂直位：多数垂直位阻生牙可用挺出法拔除。

（2）近中阻生：高位、邻牙阻力和根阻力不大时，多可直接挺出。保护时应压紧邻牙。如牙冠下方有新月形或三角形间隙存在，则更有利于牙挺的插入和施力。

（3）水平阻生：水平阻生单凭挺出法能拔除者较少，多可采用与近中阻生相近的方法拔除。

（4）舌向阻生：舌向阻生如舌倾角度在45°以下时，可按垂直阻生的拔除方法拔牙。舌向倾斜角度大者，冠部舌侧骨板常缺失或较低，用冲出法可使牙向舌侧脱位。

二、上颌阻生第三磨牙拔除术

（一）上颌阻生第三磨牙的临床分类

1. 根据在颌骨内的深度分类

根据在颌骨内的深度分类，可分为：①低位：阻生牙牙冠的最低部位与第二磨牙面平行。②中位：阻生牙牙冠的最低部位在第二磨牙面与颈部之间。③

高位：阻生牙牙冠的最低部位高于第二磨牙的颈部或与之平行。

2. 根据阻生牙长轴与第二磨牙长轴之间的关系分类

根据阻生牙长轴与第二磨牙长轴之间的关系分类，可分为：①垂直阻生；②水平阻生；③近中阻生；④远中阻生；⑤倒置阻生；⑥颊向阻生；⑦舌向阻生。

3. 根据阻生牙与牙弓之间的关系分类

根据阻生牙与牙弓之间的关系分类，可分为：①颊侧错位；②舌侧错位；③正中错位。

4. 根据阻生牙与上颌窦的关系分类

根据阻生牙与上颌窦的关系分类，可分为：①与窦底接近（SA）：阻生牙与上颌窦之间无骨质或仅有一薄层组织。②不与上颌窦接近（NSA）：阻生牙与上颌窦之间有 2mm 以上的骨质。

（二）适应证

①牙本身龋坏；②与邻牙间有食物嵌塞；③无对牙且下垂；④部分萌出，反复产生冠周炎；⑤咬颊或摩擦颊黏膜；⑥有囊肿形成；⑦妨碍下颌冠突运动；⑧压迫第二磨牙，产生龋坏或疼痛；⑨妨碍义齿的制作及戴入。

完全埋于骨内且无症状者可不予拔除。

（三）拔除方法

上颌第三磨牙阻生垂直位占 63%，远中阻生占 25%，近中阻生占 12%，其他位置极少；颊侧错位及颊向阻生，或两者均有的情况甚为常见；上颌结节的骨质疏松；易于挺出。

三、上颌阻生尖牙拔除术

（一）上颌阻生尖牙的临床分类

Ⅰ类：阻生尖牙位于腭侧，可呈水平位、垂直位或半垂直位。

Ⅱ类：阻生尖牙位于唇侧，可呈水平位、垂直位或半垂直位。

Ⅲ类：阻生尖牙位于腭及唇侧，如牙冠在腭侧而牙根在唇侧。

Ⅳ类：阻生尖牙位于牙槽突，多为垂直位，在侧切牙和第一前磨牙之间。

Ⅴ类：无牙颌的阻生尖牙。

（二）上颌阻生尖牙的拔除方法

Ⅰ类阻生尖牙拔除的切口自中切牙至第二前磨牙的远中腭侧龈缘，并沿腭中线向后延约1.5cm；双侧阻生可将双侧第二前磨牙之间腭侧的龈缘切开；如阻生位置高可在距龈缘5mm处切开。翻瓣后去骨暴露牙冠或牙体，用牙挺或牙钳拔出；水平位可将牙在牙颈部横断或分段截断，而后分别挺出。

Ⅱ类阻生尖牙采用唇侧梯形或弧形切口暴露，参照上述方法拔除。

术中应注意保护邻牙，防止伤及邻牙牙根，避免与上颌窦或鼻底穿通。

四、上颌前部埋伏额外牙拔除术

上颌前部是额外牙的好发部位，萌出的额外牙因大多为畸形牙，比较好鉴别，埋伏额外牙除造成错畸形、邻牙牙根吸收、影响正畸治疗外，还是引发牙源性囊肿和肿瘤的原因。上颌前部额外牙埋伏偏于腭侧居多。手术要点如下。

（1）麻醉：可选用局部浸润麻醉，对埋伏较深、位置较高的额外牙可采用眶下神经阻滞麻醉和鼻腭神经阻滞麻醉。儿童患者可以配合镇静术或全身麻醉。

（2）手术入路：位于邻牙唇侧的或邻牙牙根之间的额外牙，可以选择牙槽突唇侧弧形切口或龈缘梯形切口。如位于邻牙腭侧，通常选用腭侧龈缘切口。

（3）打开骨窗。

（4）保护邻牙：开窗位置应尽量远离邻牙。术中应随时感觉邻牙是否有关联性动度。距邻牙较近的去骨使用骨凿较骨钻安全。

（魏振辉 于 博）

第三节 拔牙创的愈合

拔牙创的正常愈合分为五个主要阶段。

一、拔牙创出血和血凝块形成

拔牙后，由于根尖血管和牙周组织撕裂，牙槽窝内会出血。15~30min后出血停止，形成血凝块封闭创口。此血块的存在有保护创口、防止感染、促进创口正常愈合的功能。

二、血块机化、肉芽组织形成

拔牙后数小时，牙龈组织收缩，这也是保护血块和促进愈合的机制。约24h后，牙槽骨壁的成纤维细胞向血块内生长；同时邻近血管的内皮细胞增殖，形成血管芽，并连成毛细血管网。拔牙后7天左右，血块被肉芽组织代替，这时牙槽突开始破骨性吸收。

三、结缔组织和上皮组织替代肉芽组织

拔牙后3~4天更成熟的结缔组织开始代替肉芽组织，至20天左右基本完成。术后5~8天，开始形成新骨，不成熟的纤维骨逐渐充填牙窝。在牙槽窝的尖锐边缘骨吸收继续进行，当牙窝充满骨质时，牙槽突的高度将降低。

四、原始的纤维样骨替代结缔组织

拔牙约38天后，拔牙窝的2/3被纤维样骨质充填，3个月后才能完全形成骨组织。这时骨质的密度较低，X线检查仍可看到牙槽窝的影像。

五、成熟的骨组织替代不成熟骨质

拔牙40天后愈合区内逐渐形成多层骨小梁一致的成熟骨，并有一层骨密质覆盖在这个区域。牙槽骨受到功能性压力后，骨小梁的数目和排列顺应变化而重新改造，3~6个月重建过程基本完成，出现正常骨结构。

（胡　芳　戴　欣）

第四节　牙拔除术的并发症

一、术中并发症

（1）晕厥。

（2）牙根折断。牙根折断是拔牙术中常出现的并发症。掌握各类牙及周围

骨质的解剖特点，准确地检查和判定其病变情况，熟练掌握正确的操作手法，不断总结临床经验，可以尽量减少技术原因造成的断根。

（3）软组织损伤。①牙龈损伤，多为撕裂伤，主要发生于拔牙安放牙钳时。②邻近软组织损伤。

（4）骨组织损伤。①牙槽突骨折：牙槽突骨折多因拔牙用力不当、牙根与牙槽骨粘连或牙根形态异常所致。②下颌骨骨折：暴力是发生骨折的直接原因。

（5）邻牙、对牙损伤。多是以邻牙作为支点造成的，选择合适的牙钳，遵循牙钳、牙挺的使用原则是避免邻牙损伤的关键。

（6）神经损伤。拔牙时可能损伤的神经有颏神经、舌神经、鼻腭神经、颊神经和下牙槽神经。

（7）颞下颌关节损伤。颞下颌关节可能因开口过大、时间过长而发生脱位，尤其是既往有颞下颌关节脱位史的患者。

（8）断根移位。断根移位通常是由于取根过程盲目操作，器械顶在断根的断面上，并向根尖方向施力造成的。

（9）口腔上颌窦交通。口腔上颌窦交通多发生于上颌磨牙取根致牙根移入上颌窦时，窦底穿孔，术中可用鼻腔鼓气法检查是否有口腔上颌窦交通。

交通口>7mm，需用邻位组织瓣关闭创口。可将颊侧牙槽突适当降低后，利用颊侧梯形组织瓣关闭；也可使用腭侧黏骨膜舌形瓣转移封闭创口。组织瓣封闭交通口的关键是组织缝合区有足够的新鲜创面接触，且下方有骨支持。必须做到无张力缝合。

二、术后反应和并发症

术后反应是指拔牙术对组织的创伤所引发的疼痛或肿胀，是组织正常的应激反应。

（一）拔牙后反应性疼痛

牙拔除时，骨组织和软组织均会受到不同程度的损伤，创伤造成的代谢分解产物和组织应激反应产生的活化物质会刺激神经末梢，引起疼痛。除创伤外，过大的拔牙创血块易分解脱落，使牙槽骨壁上的神经末梢暴露，若受到外界刺激，可引起疼痛。

（二）术后肿胀反应

术后肿胀多在创伤大时，特别是翻瓣术后出现。发生于下颌阻生牙拔除术后，出现在前颊部，可能是组织渗出物沿外斜线向前扩散所致。此类肿胀个体差异明显；与翻瓣时的创伤、瓣的切口过低和缝合过紧也有关。

（三）术后开口困难

术后的单纯性反应性的开口困难主要是由于拔除下颌阻生牙时，颞肌深部肌腱下段和翼内肌前部受创伤及创伤性炎症激惹，产生反射性肌痉挛造成的。应注意与术后感染、手术致颞下颌关节病发作相鉴别。用去骨法拔牙时，切口及翻瓣大小应适度，尽量减轻磨牙后区的创伤。明显的开口受限可用热含漱或理疗帮助恢复正常开口度。

（四）拔牙后出血

拔牙后出血可分为原发性出血和继发性出血。原发性出血为拔牙后当日取下压迫棉卷后，牙槽窝出血未止，仍有活动性出血。继发性出血是拔牙后已止血，后因创口感染等其他原因引起的出血。

（五）拔牙术后感染

常规拔牙术后急性感染较少见，多为牙片、骨片、牙石等异物和残余肉芽组织引起的慢性感染。发生拔牙创慢性感染时，患者常有创口不适；检查时可见创口愈合不良、充血，有暗红色、疏松、水肿的炎性肉芽组织增生，可有脓性分泌物；X线片检查常显示牙槽窝内有高密度的残片影响。局部麻醉下，应彻底搔刮冲洗，除去异物及炎性肉芽组织，使牙槽窝重新形成血凝块而愈合。

（六）干槽症

干槽症的诊断标准为，拔牙2~3天后有剧烈疼痛，并可向耳颞部、下颌区或头顶部放射，一般镇痛药物不能止痛；拔牙窝空虚，或有腐败变性的血凝块，腐臭味强烈。

干槽症的治疗原则是通过彻底的清创及隔离外界对牙槽窝的刺激，以达到缓解患者痛苦、促进愈合的目的。

干槽症的治疗方法很多。有医师对多种方法进行比较后，提出的最佳方案是通过传导阻滞麻醉在完全无痛的情况下彻底清创。

（七）皮下气肿

皮下气肿发生的原因可能是在拔牙过程中，反复牵拉已翻开的组织瓣，使气体进入组织中；使用高速涡轮机时，喷射气流导致气体进入组织；术后患者反复漱口、咳嗽或吹奏乐器，使口腔内不断发生正负气压的变化，使气体进入创口，导致气肿形成。为预防皮下气肿，应避免过大翻瓣。使用高速涡轮机时，应敞开组织瓣。术后嘱患者避免做鼓气等造成口腔压力加大的动作。

（樊卜熙　赵　丹）

第五节　牙槽外科手术

一、义齿修复前手术

义齿修复前手术亦称修复前外科。活动义齿修复要求承担义齿基托的骨组织和软组织必须有良好条件，具体包括以下几点。

（1）有足够的骨组织支持义齿基托。

（2）骨组织有足够的软组织覆盖。

（3）无倒凹、无悬突。

（4）无尖锐的嵴尖或骨尖。

（5）颊、舌沟有足够的深度。

（6）无妨碍义齿就位及固位的系带、纤维条索、瘢痕、肌纤维、增生组织等。

（7）上、下颌牙槽嵴的关系良好。

在拔牙时就应考虑以后的修复问题，织最大限度地保存软硬组织。提高拔牙水平应被视为义齿修复前手术的第一步。尽可能多地采取微创化的拔牙方法，以减少对牙槽骨的损伤。在拔除多个连续牙齿后，如有扩大的牙槽窝可以手指压迫牙槽窝内外侧的骨板，使扩张的牙槽窝复位，预防以后形成骨突或倒凹；修整折断松动的牙槽骨时应考虑有足量的骨支持义齿基托等。

（一）系带矫正术

系带（或瘢痕索条）如在牙槽嵴上的附着过于接近牙槽嵴顶部，会影响义齿的固位。如系带介于中切牙之间，也会影响正畸治疗，应完全切除，并切除深入骨中缝之间的纤维组织。这两种情况是不同的，前者称系带成形术；后者（为正畸目的）称系带切除术。

系带成形术的步骤如图 4-1 所示。也可以用 Z 成形术，如图 4-2 所示。

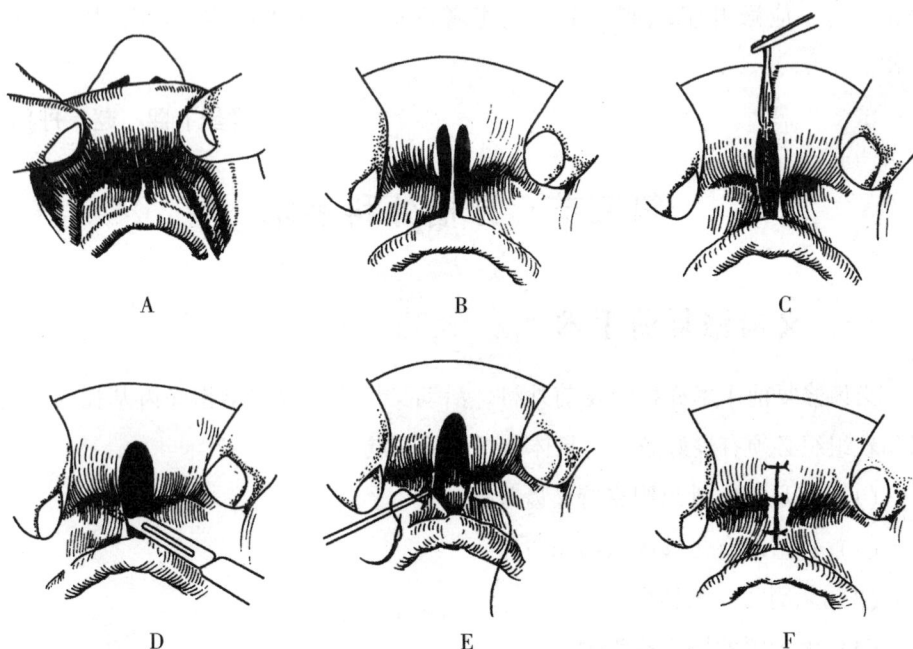

A—助手拉起上唇，暴露唇系带；B—在系带牙槽骨附着处两侧切开黏膜，从附着处骨膜上锐性分离直到进入上唇之上；C—以钳夹下端，自下而上地将其切除，骨膜即暴露，但其仍附着于牙槽骨上；D—将黏膜边缘从其下方组织游离；E—将游离的黏膜拉向中线缝合，缝合时牙槽骨部分应穿过骨膜，以保持唇沟的深度；F—缝合完毕。

图 4-1　唇系带成形术

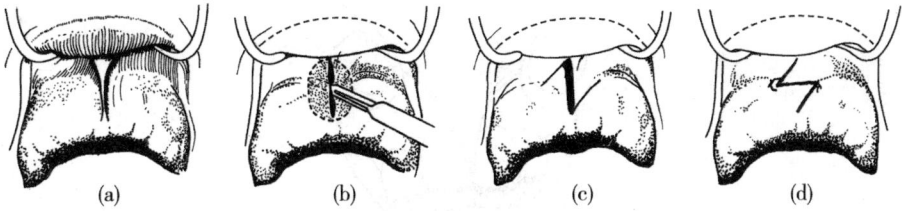

图 4-2　唇系带成形术

舌系带过短，亦影响义齿固位，应进行舌系带切除术（见图 4-3）。

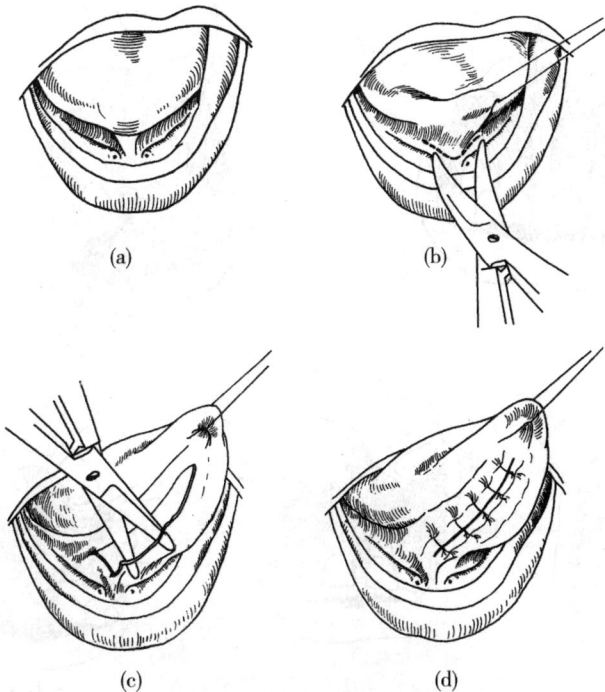

图 4-3　舌系带切开术

（二）鼻中隔降肌附着过低矫正术

鼻中隔降肌肥大并附着过低，主要发生于中切牙邻面之间，其肌纤维在上方呈扇形展开并与口轮匝肌交织在一起（见图 4-4）。牵拉上唇时，可见其宽广的扇形基底部变白，切牙乳头呈苍白色。由于基底宽广，全部切除将使上唇变形，故手术时应只将其附着于牙槽突的部分上移（见图 4-5）。

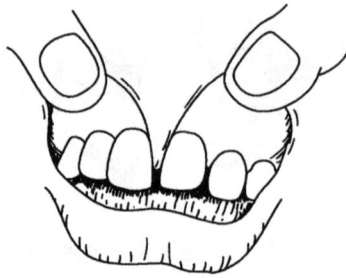

图 4-4　鼻中隔降肌附着过低，牵拉上唇时的情况

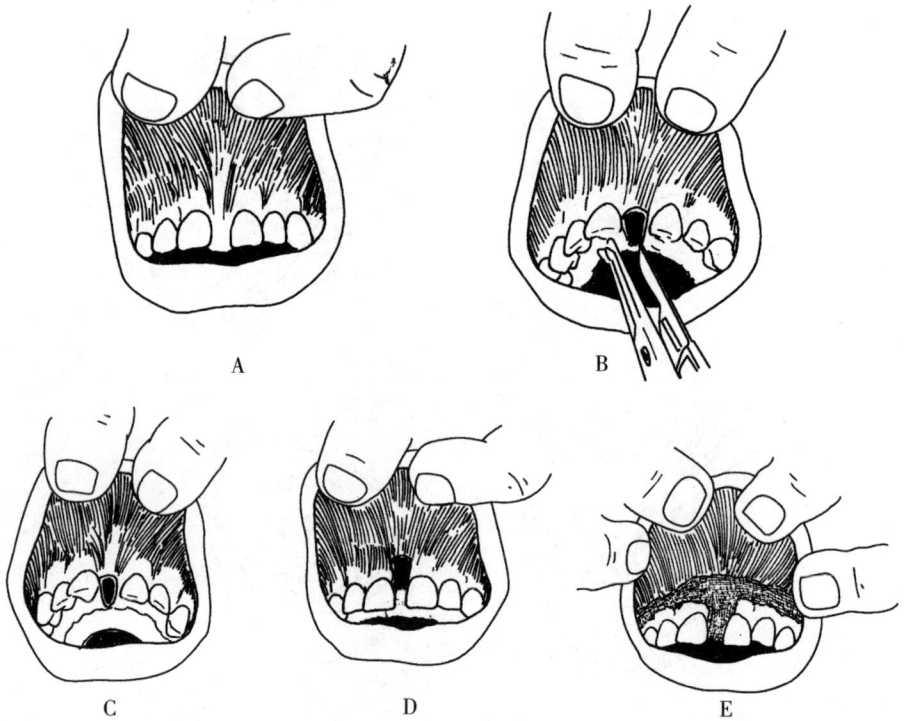

A　　　　　　　　　　　　　B

C　　　　　　　　D　　　　　　　　E

A—示术前，肌纤维与致密的胶原组织融合并延伸至中切牙之间；B—将其从中切牙间切断，直至骨面，有时需向腭侧游离并切除；C—在此肌的两侧沿其起始处切开，将其从附着的骨面上游离并上推；D—上推至唇沟，在此处将其缝合于骨膜上；E—创面放置碘仿纱条。

图 4-5　鼻中隔降肌附着过低矫正术

（三）牙槽骨修整术

进行牙槽骨修复整形的目的是去除或矫正妨碍义齿修复的牙槽突上的骨尖、骨突、倒凹、锐嵴、上前牙槽嵴前突等。一般应在拔牙 2~3 个月后进行，此时拔牙创已基本愈合，骨的吸收及改建活动已减慢。

小范围修整时，做弧形切口，弧形的顶端朝向牙槽嵴顶；切口大小以翻瓣后恰能显露所修整部位为度。大范围修整术的切口如图 4-6 所示。

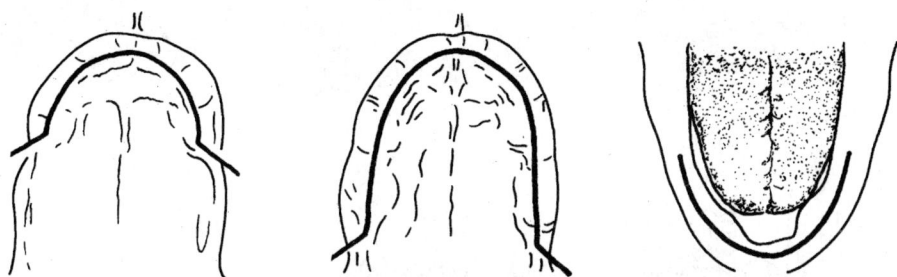

图 4-6　无牙颌大范围牙槽修整术的切口

翻瓣时用较薄、较锐利的骨膜分离器从唇颊面骨板光滑处开始。牙槽嵴顶部因拔牙创愈合的关系，纤维组织或瘢痕较多，翻瓣较难。注意翻瓣时勿越过唇颊沟，以减轻术后肿胀。

先用咬骨钳、骨凿或涡轮钻（用圆钻）去除骨突或骨尖，再以骨锉修平骨面。冲洗清除碎屑后缝合（见图 4-7）。

修整舌侧骨突时，应注意避免舌沟变浅，有时切口应位于舌侧（见图 4-8）。

轻度和重度上颌牙槽嵴前突的矫正法如图 4-9 和图 4-10 所示。

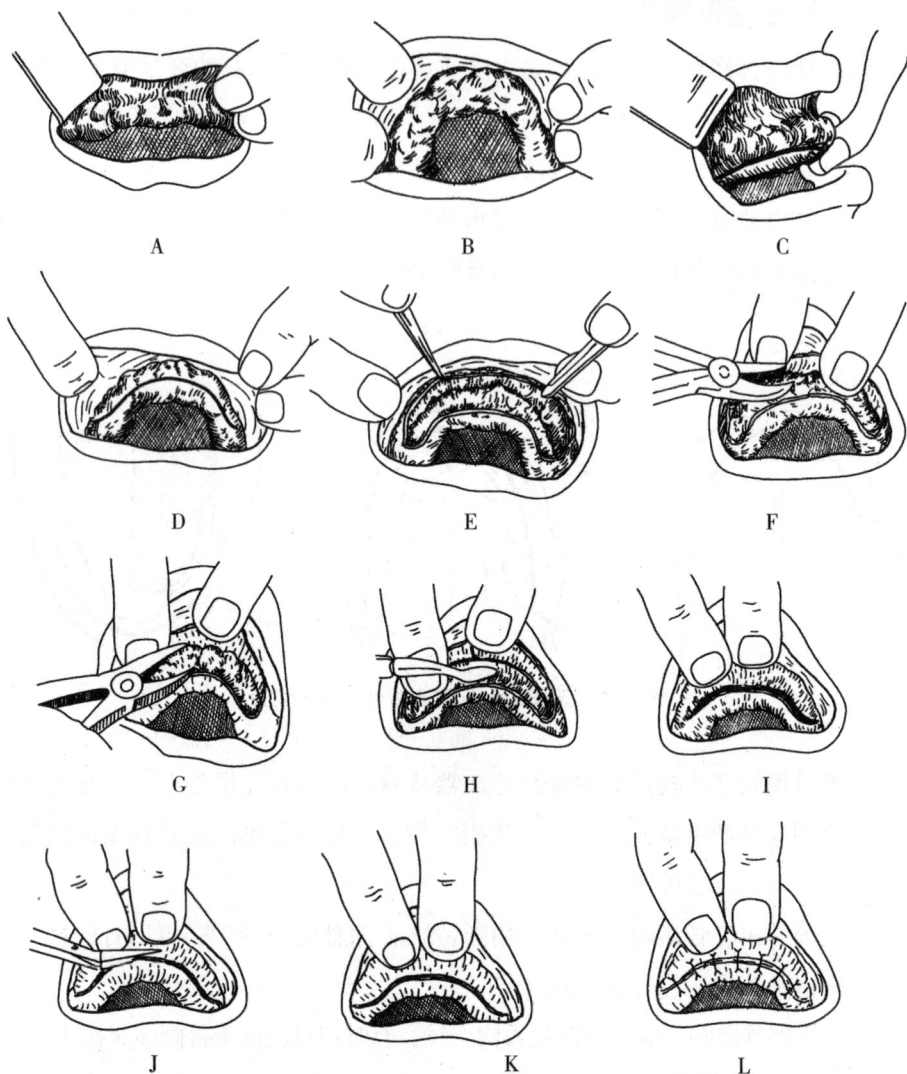

A、B—骨突情况；C、D—切口；E—切开并从骨面上游离；F、G—以咬骨钳除去骨突；H—用骨锉修平；I、J—黏骨膜瓣复位，过多时修去；K—修整后；L—缝合。

图4-7 牙槽骨修整术

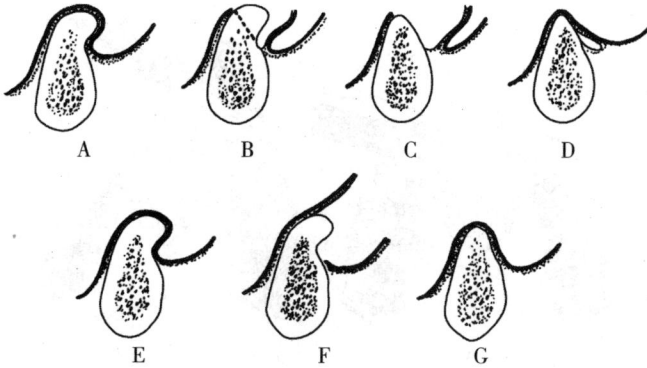

A—临床情况；B—在颊侧切开，修去骨突；C、D—去骨突后缝合，舌沟变浅；E、F—临床情况及舌侧切口；G—缝合后可保持舌沟深度。

图 4-8　修整舌侧骨突时的不正确及正确方法

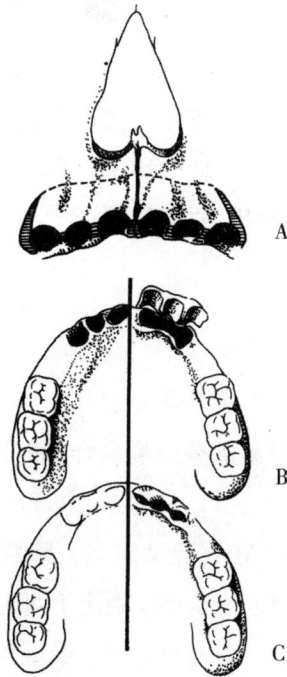

A—虚线示牙槽骨板切断位置；B—右侧示牙槽骨板凿断，左侧示牙槽中隔；C—左侧示先将牙槽中隔去除，然后再凿断牙槽骨板，再以手指将凿断的骨板压向腭侧，使前突减轻。

图 4-9　降低唇侧牙槽窝骨板以矫正轻度上颌前突

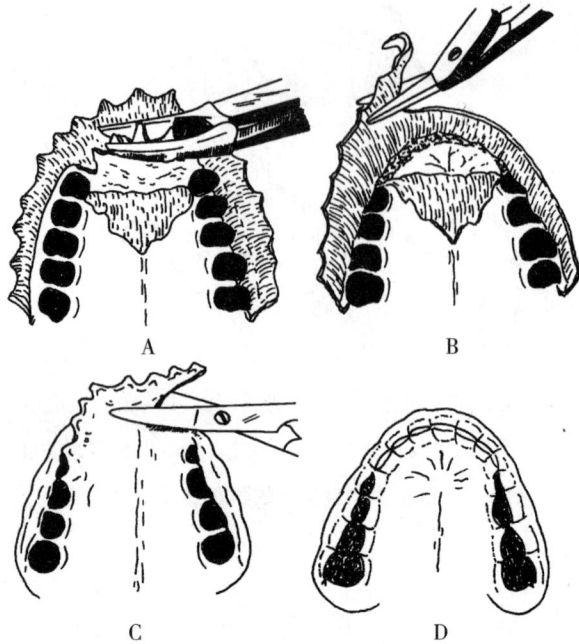

A—咬去前突的骨质，示腭侧，唇侧已除去；B—修去多余黏膜，示修整唇侧；C—修整多余的腭黏膜；D—缝合。

图 4-10　严重上颌前突矫正法

（四）腭隆突修整术

修整方法如图 4-11 所示。

注意与鼻腔穿通的问题。术前应摄 X 线片，观察其与鼻腔的关系。手术翻瓣时应注意避免将过薄的黏膜瓣撕裂影响愈合，去骨时勿将其整块凿除，应先用钻将其分为小块，再凿除。

最好在术前做一腭护板（在石膏模型上去除腭隆突后制作），术后戴上。或在术区放碘仿纱条，用丝线或不锈钢丝固定于两侧牙上加压。

如与鼻腔仅隔一薄层骨板，为避免穿通，最好以涡轮钻（用圆钻）仔细将其去除。

如需修整下颌隆突时，修整方法与此相同，手术翻瓣时注意避免损伤过薄的黏膜瓣。

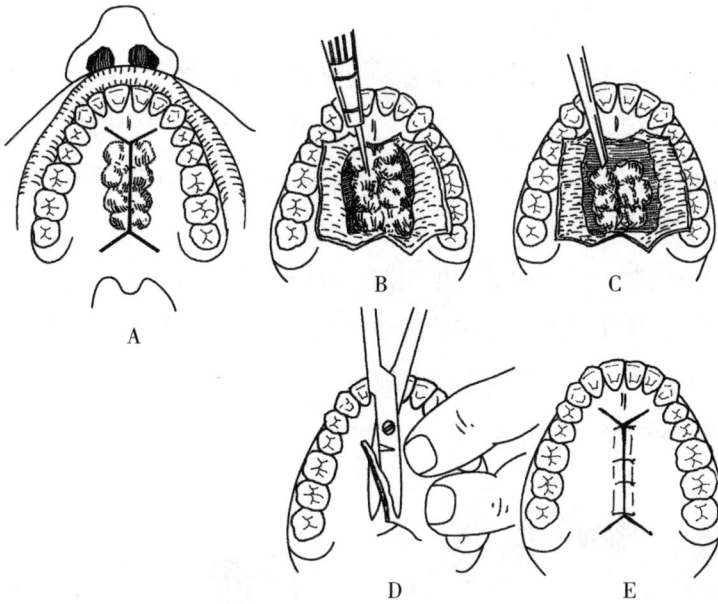

A—切口；B—用钻将其分为小块；C—用以骨凿凿除；D—修整骨面后再修整软组织；E—缝合。

图 4-11A 腭隆突修整术

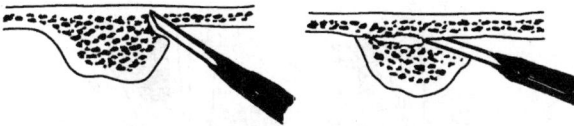

图 4-11B 凿除腭隆突时骨凿的正确使用方法

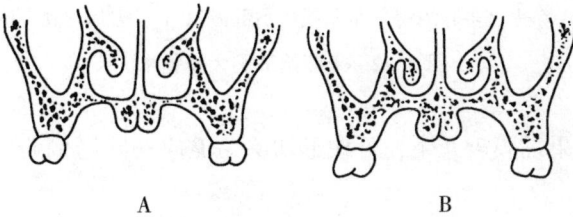

A—仅有一薄层骨板，极易穿通；B—骨板较厚。

图 4-11C 鼻腔底的骨厚度

（五）上颌结节肥大修整术

上颌结节肥大多见于无牙颌患者，大多数是由过多的纤维组织引起的。有的与上颌磨牙牙周病有关，或为无对的下颌磨牙远中软组织增生。在下颌磨牙无对而有上颌局部义齿，但未覆盖上颌结节区时，也可引起上颌结节肥大。

上颌结节肥大可使上、下牙槽嵴之间的间隙缩小，以致无足够空间容纳上、下颌义齿；或因肥大而在颊侧产生倒凹；或使牙槽部与升支内侧的间隙过小而不能容纳义齿；增生的纤维组织的活动性也会影响义齿固位。术前应考虑拍 X 线片确定上颌窦的位置，避免穿通上颌窦。

手术步骤如图 4-12 所示。

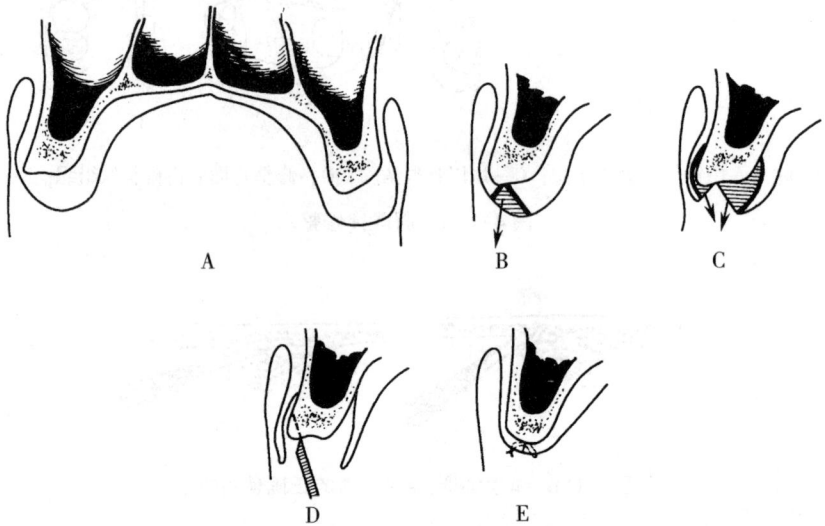

A—上颌结节肥大；有骨突及过多软组织，无间隙可容纳义齿翼；B—切口：注意颊腭侧切口方向；C—除去过多软组织（水平线所示部位）；D—去除骨突；E—复位缝合。

图 4-12　上颌结节肥大修整术

缝合时，如果黏膜瓣冗余，可梭形切除，但应切除腭侧瓣，以保持颊沟的深度。

（六）上颌结节成形术

在上颌骨重度萎缩时，上颌结节可完全消失，使义齿固位不良。上颌结节成形状为使上颌骨后面与翼钩之间的深度增加，或在该处形成一沟，以利于义齿的戴入及固位。

　　手术步骤如图 4-13 所示。

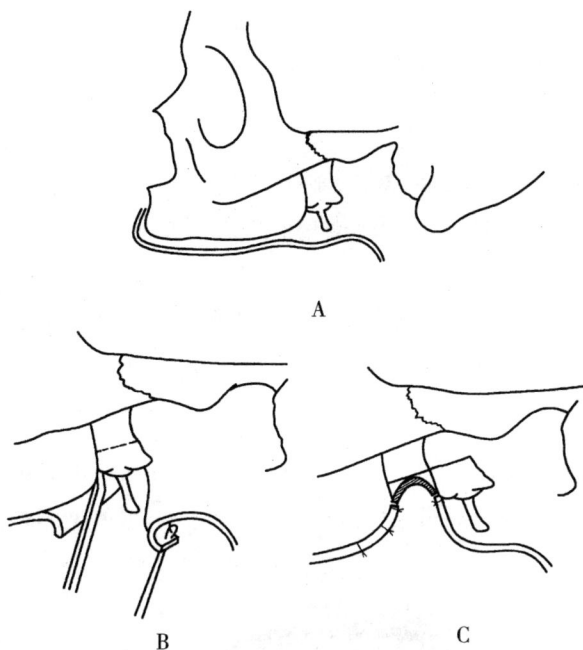

A—上颌骨高度萎缩时，上颌结节消失；B—在腭侧切开，暴露上颌
骨与翼板交界区，骨凿放置于交界处并在虚线处凿断翼板；C—翼板
后移，黏膜瓣覆盖部分创面，形成新结节。

图 4-13　上颌结节成形术

（七）义齿性增生组织（缝龈瘤）切除术

　　不密合的义齿可引起颊沟（多发生于此部）产生纤维组织或形成瘢痕组
织，应切除增生组织并以新义齿修复。

　　此种增生组织一般有三种情况，如图 4-14 所示。

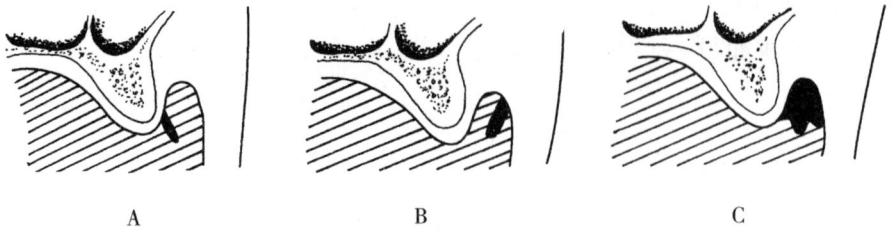

A—基底完全附着于牙槽突黏膜；B—基底全部附着于黏膜；C—基底附着于黏膜并使颊沟消失。

图4-14　义齿性增生组织的三种情况

第一种情况为病变的基底附着于牙槽突或龈黏膜。手术切除（图4-15）后应以衬有氧化锌丁香油糊剂的基托覆盖至少一周。术中注意保持骨膜完整，覆盖愈合后瘢痕甚少。

第二种情况为病变位于颊、唇或口底黏膜，切除后游离黏膜可直接缝合。

第三种情况为唇颊沟的组织广泛增生，切除后多需要做唇颊沟加深术。

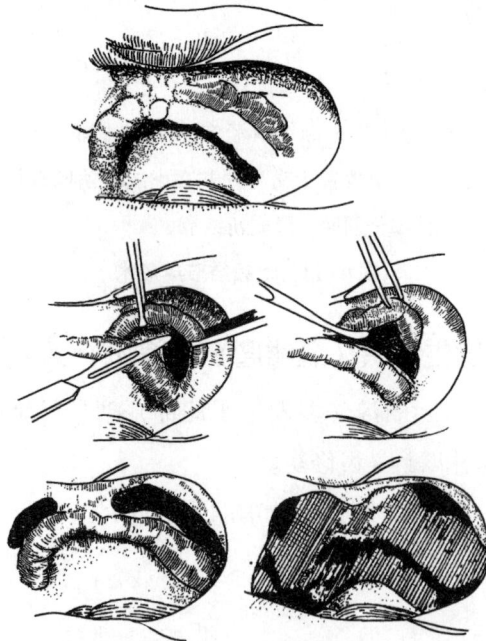

图4-15　基底全部附着于牙槽突及龈黏膜的手术情况

（八）牙槽嵴顶增生组织切除术

牙槽嵴顶增生组织多由于不良的义齿修复引起骨吸收及软组织增生所致，大多发生于上下前牙部分，形成一软组织牙槽嵴顶。

牙槽嵴顶增生组织位于上颌时，切除术步骤如图4-16所示。

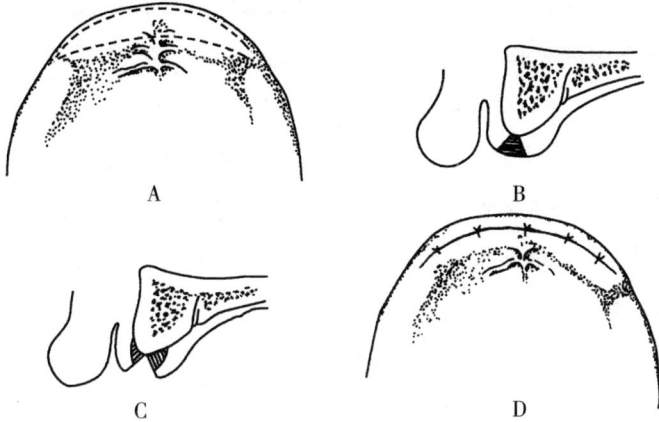

A—切口；B—切口方向及切除组织；C—切除两侧（水平线所示）增生组织；D—缝合。

图4-16　上颌牙槽嵴顶增生组织切除术

牙槽嵴顶增生组织位于下颌时，切除术步骤如图4-17所示。

进行上颌手术时，前牙槽嵴高度的丧失不影响义齿固位（在后牙槽嵴有足够高度及颊沟有足够深度时）。进行下颌手术时，要保持较多的舌侧黏骨膜瓣，其切口选择应如图4-17所示，以保持舌沟及唇沟的深度。

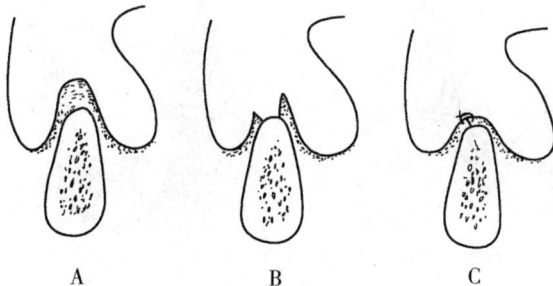

A—临床情况；B—切口及切除增生组织；C—缝合。

图4-17　下颌牙槽嵴顶增生组织切除术

（九）唇颊沟加深术

进行唇颊沟加深术的目的是改变黏膜及肌肉的附着位置，使之上移（在上颌）或下移（下颌），从而相对地增高了牙槽嵴，增加了义齿的稳定性。

1. 上颌唇颊沟加深术

常用的有黏膜下前庭成形术及上颌皮片或黏膜移植前庭成形术。

（1）黏膜下前庭成形术：适用于黏膜下无过多纤维组织增生并有足量黏膜可供延伸者。以口镜置于唇沟并向上推，如上唇明显随之向上，说明黏膜量不足。

做自鼻棘切至切牙乳头的正中垂直切口，并向两侧远中做黏膜下分离，直至上颌结节。先游离牙槽嵴顶黏膜，再沿唇颊面向上游离至所需高度。向远中分离至颧牙槽突时，如受阻而不能绕过，可在该处做一垂直切口，再由之分离至上颌结节。分离后，形成一骨膜上黏膜瓣。明显突出而妨碍义齿就位的前鼻棘，可将其凿除。

缝合切口，加高并重衬义齿至新形成的高度，戴入，以不锈钢丝穿过义齿及牙槽嵴固定至少1周。去除后，取印模，立即重衬义齿并戴入（见图4-18）。

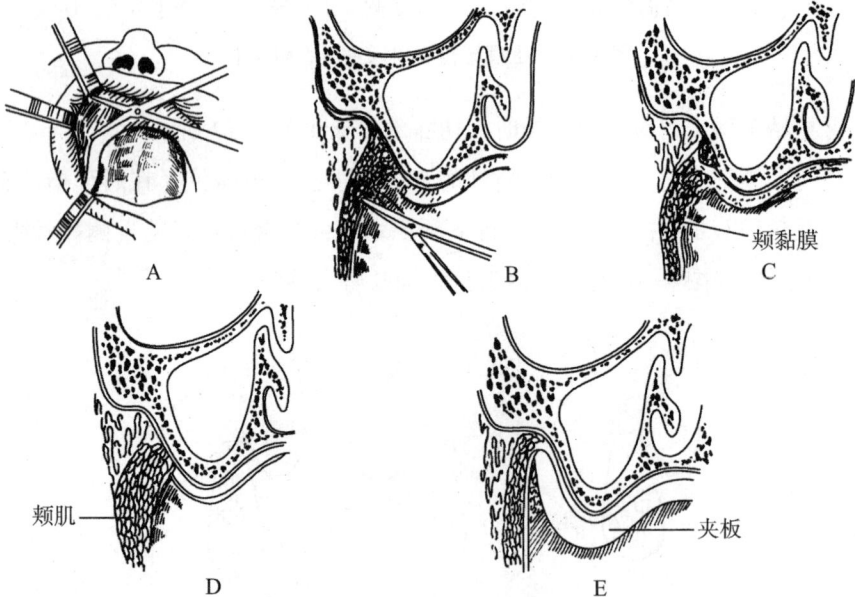

A—正中垂直切开后，做黏膜下游离并切断肌肉附着处；B—黏膜下潜行游离；C、D—在骨膜上切断颊肌；E—以夹板保持前庭沟深度。

图4-18 上颌黏膜下前庭成形术

（2）上颌皮片或黏膜移植前庭成形术：在附着黏膜与非附着黏膜交界处，从一侧颧牙槽突到另一侧颧牙槽突，切开黏膜。做骨膜上锐剥离，形成一黏膜瓣。前部的剥离应接近梨状孔（勿穿破鼻黏膜），妨碍义齿就位的前鼻棘可凿除。尖牙凹处游离应达眶下孔附近。

游离黏膜瓣的边缘拉向上缝合于骨膜上，形成新的牙槽嵴高度。暴露的创面用中厚或厚断层皮片移植，或用黏膜片移植。腭、颊、唇均可提供黏膜片。应用成品的脱细胞真皮基质组织补片移植可替代自体供区取皮（黏膜）。

以无菌锡箔测量应植黏膜区的大小，将此箔片置于腭部，按其外形切取腭黏膜片。注意只切取黏膜，骨膜仍保留。可先掀起一端，以皮肤钩拉紧，然后剥离。供区渗血可以电凝或用温盐水纱布压迫止血。黏膜片固定缝合于骨膜上，特别注意高度处的缝合。加长义齿翼，衬碘仿纱布，戴入加压，以固定移植片。义齿用不锈钢丝穿过牙槽嵴固定于上颌。

亦可取颊黏膜片，每一侧约可供4.5cm×1.5cm大小。拉钩拉紧颊部，丝线横穿黏膜，进针口及出针口的距离应与准备切取的黏膜片宽度相同。提起丝线，切取黏膜上皮全厚片。供区可拉拢缝合，缩小创面，盖碘仿纱条。

固定义齿7天后取下，清洗创口，再重衬后戴入，一般2周愈合。重衬时，义齿翼应较原有者短1~2mm，避免刺激。

一般术后有20%~30%的收缩度，移植时应考虑其补偿问题。

移植后4周，做新义齿。

2. 下颌皮片或黏膜移植前庭成形术

方法似上颌者，但需做唇颊侧及舌侧手术。做舌侧手术时，须降低颏舌肌、颏舌骨肌及下颌舌骨肌等的附着力；做颊侧手术时，有损伤颏神经的可能。手术较复杂而效果不佳。如骨吸收不严重，无需切断并降低口底肌肉时，可行此术；否则，最好以牙槽嵴增高术代之。

（十）牙槽嵴增高术

牙槽嵴增高术适用于颌骨高度萎缩，牙槽嵴延伸术不能解决义齿修复问题者。方法较多，现仅介绍两种。

1. 植骨法

植骨通常可取髂骨或肋骨。肋骨移植现用者较少，主要原因是约有50％将被吸收。髂骨，无论是用松质骨还是皮质骨、松质骨皆有者，效果都较好。植骨后应有良好固定，4个月后再做前庭成形术及义齿修复。

从一侧磨牙后区到另一侧磨牙后区做牙槽嵴顶切口，掀起一全厚黏骨膜瓣，分离出颏神经，将其位置降低（用圆钻在颏孔下方做槽，将颏神经下移并放置于槽内），避免后续因加压使其损伤。从髂骨嵴取 8cm×3cm 骨段，再加上 25～30mL 网状骨髓。将骨块切成 1～1.5cm 宽的块（最好用摆动锯）。皮质骨应去薄，但勿完全除去。

在下颌骨移植床的皮质骨上钻多个小孔，然后植骨，用不锈钢丝穿下颌骨固定。通常需要将移植骨块切成三段植入，并将网状骨髓植入移植骨块与下颌骨之间，以协助固定并增加接触面积。

用水平褥式连续缝合关闭伤口时应无张力。以间断缝合加强创口关闭，使其完全与外环境隔离。

颊侧游离范围应广泛，使其松弛。必要时可切断舌侧下颌舌骨肌附着，使舌侧瓣松弛。

上颌的手术方法相似。

2. 羟基磷灰石植入法

近年来，羟基磷灰石植入牙槽嵴增高术应用日益广泛，是一种较好且有前途的方法。羟基磷灰石有骨引导作用，如与有骨诱导作用的骨形态形成蛋白（BMP）结合使用，则效果更好。

在牙槽嵴正中做垂直切口，向两侧做潜行剥离，在牙槽嵴顶部形成隧道。向后剥离困难时，可在尖牙或前磨牙部做附加切口。以生理盐水调羟基磷灰石及 BMP（比例约为 33：1，羟基磷灰石用致密微粒型）。以特制注射器及针头注入，手指在外辅助成型后，关闭创口。

4个月左右，可形成一骨性连接的新牙槽嵴，故也可称为牙槽嵴再造术。

用羟基磷石灰植入法植入后的变形及羟基磷灰石不降解问题尚未完全解决，有其应用的局限性。

二、口腔上颌窦瘘修补术

（一）新鲜的口腔上颌窦交通

拔牙时如怀疑已穿通上颌窦，宜做鼻吹气试验以证实。让患者捏紧鼻孔（或以棉球紧塞鼻孔），在张口时，用力经鼻呼气。如已交通，则可闻空气经创口而出；或可置数丝棉纤维于拔牙创口处，如有空气逸出，则吹动棉纤维；如拔牙创有血存在，则空气逸出时有气泡形成。禁忌用器械探入窦内，或用液体冲洗以探查是否口腔已与上颌窦交通，这两种方法皆有引起上颌窦受口腔菌丛感染的危险。

如上颌窦无明显感染，可立即修复，以待血块机化，拔牙创愈合而封闭通道。

最简单的修复方法如图4-19所示。

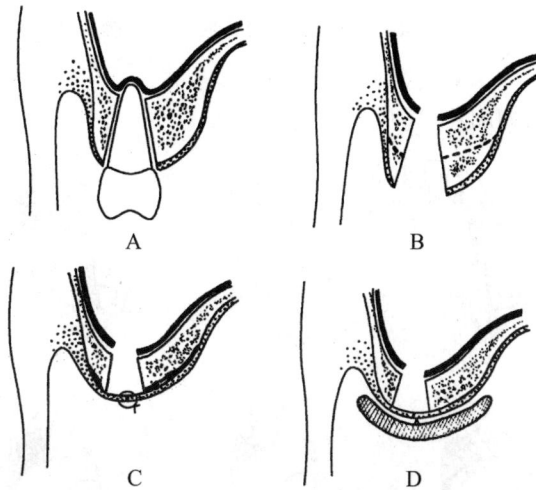

A—拔牙前情况；B—拔牙后，瘘形成。按虚线部位去除部分牙槽骨，降低牙槽嵴高度，以利于将两侧黏膜拉拢缝合，缝合不能有张力；C—两侧黏膜拉拢缝合；D—上盖碘仿纱布数层并将其固定于邻牙上，以保护创口。

图4-19　口腔上颌窦新鲜瘘的封闭

颊瓣修复方法如图4-20所示。

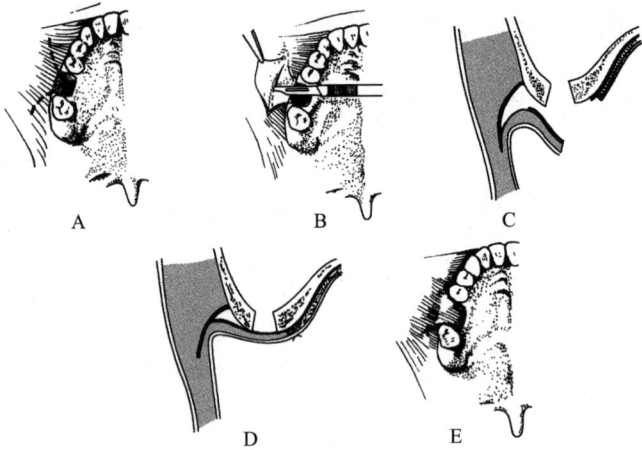

A—切取一有宽广基底的颊瓣，在骨膜下剥离，越过前庭沟；B、C—在瓣的基底做作水平切口，仅切断骨膜，使瓣松弛，切断时如出血，可用热盐水纱布加压止血；D—采用水平褥式缝合；E—缝合后，缝线在 2 周后拆除，用颊瓣有困难时，可用腭瓣。

图 4-20　颊瓣修复口腔上颌窦瘘

腭瓣修复方法如图 4-21 所示。

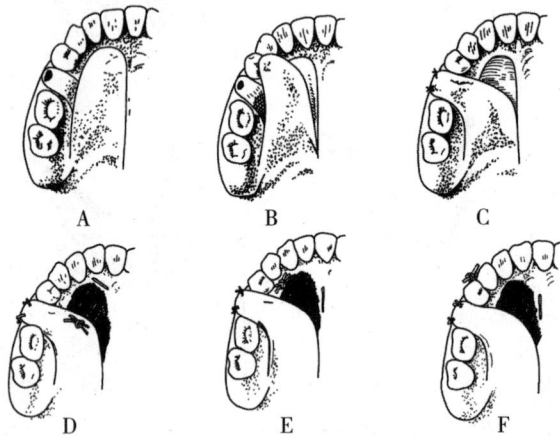

A—不正确操作；B、C—正确操作，应切除创口周的软组织（尤其是腭部），腭瓣旋转困难时，可在最困难处切除一小块 V 形组织做褥式及间断缝合；D、E、F—暴露骨面用碘仿纱布覆盖并固定，图示为供选用的几种固定法。

图 4-21　腭瓣修复口腔上颌窦瘘

不论用何种方法关闭交通口，其表面必须覆盖保护。用碘仿纱条固定于邻牙加以保护即可。

术后应建议使用麻黄碱滴鼻液并告以正确使用方法：患者应仰卧，头垂于床沿处，使头部稍低于躯干，并稍偏向患侧。然后滴3滴溶液于患侧鼻内，至能嗅出药味时再起立。每天2~3次，可减轻充血肿胀，保持上颌窦在鼻腔内的开口开放通畅。同时建议使用抗生素。

（二）口腔上颌窦瘘

如已形成慢性瘘管，则应先消除上颌窦感染。可通过瘘口以温盐水冲洗上颌窦，每周2~3次，直至流出的液体清亮为止，同时使用麻黄碱滴鼻液及抗生素治疗。用抗生素时，应考虑到约有12%为厌氧菌感染，21%为厌氧及需氧菌混合感染。

治疗后瘘口常缩小，可试用硝酸银溶液或三氯醋酸溶液烧灼瘘管上皮，或用小刀削去上皮，待其自然愈合。仍不愈合时，用前述颊瓣或腭瓣关闭瘘口。术时应先切除一部分软组织，以保证覆盖瘘口的颊瓣或腭瓣有骨质支持，切除注意事项如图4-22所示。

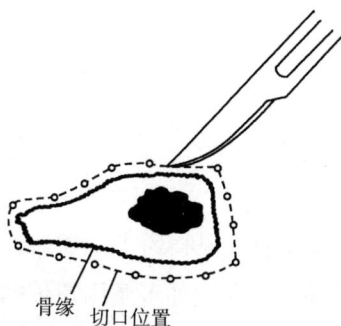

骨缘　切口位置

图4-22　口腔上颌窦瘘修复前创口周的软组织切除

先确定骨缘，距骨缘2~3mm处切开软组织，翻转，使其与转移的颊瓣或腭瓣贴合，或切除之，这样做的目的是使转移瓣下方有骨支持。

（董　睿　章月雪）

第五章　各类错𬌗畸形的矫治

第一节　前牙反𬌗

前牙反𬌗可有个别前牙反𬌗及多数前牙反𬌗。多数前牙反𬌗指三个以上的上颌前牙与对颌牙呈反𬌗关系，是一种错𬌗类型。本节所讨论的"前牙反𬌗"指多数前牙反𬌗。前牙反𬌗时，磨牙关系多数为近中，称为安氏Ⅲ类错𬌗。

前牙反𬌗是我国儿童中常见的一种错𬌗畸形，流行病学调查结果显示乳牙期、替牙期和恒牙期的患病率分别为 14.94 %、9.65 % 和 14.98 %。前牙反𬌗对口腔功能、颜面美观和心理健康有较严重的影响，并且随着患者的生长增龄，症状逐渐加重。

一、病因

（一）遗传因素

前牙反𬌗有明显的家族倾向，但临床上不能通过简单地询问家族史来区别患者反𬌗的类型及估计预后。作为一种多基因遗传病，前牙反𬌗不论是"骨骼性"还是"功能性"均受到遗传和环境的双重影响，家族史阳性的患者骨骼畸形并不一定比家族史阴性者更严重，也并没有更多的概率发展成为严重骨性前牙反𬌗。只有仔细地分析亲属，特别是父母的𬌗型、骨型，家族资料才能提供有价值的参考。

一些单基因的遗传综合征会影响到颌骨和牙齿的发育，前牙反𬌗是该综合征的表征之一。这样的遗传综合征主要有：21-三体综合征（唐氏综合征）、颅骨锁骨发育不全综合征、克鲁宗综合征等。

（二）先天因素

先天性唇腭裂是前牙反𬌗的重要病因之一。由于唇腭裂影响骨缝增生和骨的表面增生，同时手术瘢痕组织对颌骨发育有一定限制，唇腭裂伴有的错𬌗畸形中，最多见的是因上颌骨发育不足造成的前牙反𬌗或全牙弓反𬌗。反𬌗的发生率、出现部位及严重程度与唇腭裂的类型有关，一般来说，骨缺损越多，反𬌗的发生率越高，反𬌗涉及双侧牙的可能性越大，畸形也越严重。上颌恒牙先天性缺失也常伴有前牙反𬌗。

（三）后天因素

（1）全身性疾病：垂体功能亢进产生过量的生长激素，如持续到骨骺融合之后，或者在骨骺融合之后发病，可表现为肢端肥大、下颌前突、前牙或全牙弓反𬌗。佝偻病是由于维生素 D 缺乏引起钙磷代谢紊乱而使骨代谢紊乱，可因下颌骨发育畸形表现出前牙反𬌗、开𬌗。

（2）呼吸道疾病：慢性扁桃体炎，腺样体增生、肿大，为保持呼吸道通畅和减小压迫刺激，舌体常向前伸并带动下颌向前，形成前牙反𬌗、下颌前突。

（3）乳牙及替牙期局部障碍：乳牙龋病及其引起的乳牙及替牙期的局部障碍是前牙反𬌗形成的一个重要的后天因素。

乳磨牙邻面龋导致牙冠近远中径减小，牙齿的位置发生改变，形成早接触和𬌗干扰。乳牙期关系不稳定，颞下颌关节形态未发育完成、可动范围大，神经肌肉反射也易于改变，任何原因造成的早接触和𬌗干扰都很容易诱发下颌关闭路径向前，或者向前侧方改变，形成前牙反𬌗，或者前牙及一侧后牙反𬌗。

乳牙早失对𬌗的发育影响较大。上颌乳前牙早失时因缺少功能刺激，该部位牙槽骨的发育将受到影响，恒侧切牙萌出时位置常偏向舌而与对颌牙产生早接触，诱发下颌关闭时向前移位，形成前牙反𬌗；多数乳磨牙早失而被迫用前牙进行咀嚼，下颌逐渐向前移位，日久形成下颌前突、前牙反𬌗。上颌乳切牙滞留，恒切牙常被迫从腭侧萌出，与对颌牙形成反𬌗关系。乳尖牙磨耗不足时，相对的尖牙形成早接触可导致前牙反𬌗或前牙及一侧后牙反𬌗。

（4）口腔不良习惯：伸舌、吮指、咬上唇、下颌前伸习惯及不正确人工喂养等都可造成前牙反𬌗、下颌前突。

二、临床表现

（一）牙关系异常

多数情况下反𬌗涉及6个上颌前牙，有时可为4个切牙。牙性前牙反𬌗表现为上颌前牙舌倾，下颌前牙唇倾。骨性前牙反𬌗则相反，表现为上颌前牙唇倾、下颌前牙舌倾，以代偿骨性不调。前牙反𬌗病例（除外唇腭裂）合并双侧后牙反𬌗者约占7%。下颌牙弓的长度和宽度较上颌牙弓发育得大，特别是在长度方向上。上颌前牙常有不同程度的拥挤，下颌前牙较少拥挤，即使有，程度也较轻。磨牙关系多数为近中，也可为中性。

（二）颌骨发育与颅面关系异常

（1）下颌：下颌生长过度，不仅下颌综合长度增加，而且下颌体长度也比正常者大。下颌整体位置前移，下颌关节、下颌升支、下颌角、颏部都靠前。常可伴有下颌发育不对称、面部偏斜。

（2）上颌与面中部：上颌向前发育不足，造成上颌长度减小，位置靠后，面中部可后缩。

（3）上、下颌间关系异常，Ⅲ类骨面型。

（4）后颅底相对于前颅底向前向下倾斜。颅底位置异常促进了下颌前突。

（5）骨性下颌前突常合并骨性下颌偏斜。

（三）口颌系统功能异常

（1）咀嚼肌活动不协调：有关研究表明，与正常相比前牙反𬌗患者正中位时颞肌后束低电压，正中最大咬合时颞肌后束及咬肌活动均减小，前牙反𬌗患者咀嚼活动的不协调还表现在咀嚼期中静止期和放电期的节律变动较大，从而造成咀嚼节律紊乱。

（2）咀嚼效能降低：有关研究表明，前牙反𬌗患者的咀嚼效率约为正常者的1/2。此外，食物咽下之前的咀嚼次数和咀嚼时间也比正常者多。

（3）颞下颌关节紊乱：前牙反𬌗患者中伴有颞下颌关节紊乱病者并不多

见。一些患者关节 X 线片上虽表现出髁突前移，但临床症状却不明显。值得注意的是，下颌前突但前牙不反，而呈浅覆盖的患者，由于浅覆盖关系限制了下颌向前发育的强烈趋势，髁突位置被迫后移，容易造成颞下颌关节紊乱病。

三、诊断

（一）安氏分类

美国口腔医生安格尔（Angle）根据磨牙关系将磨牙关系中性的前牙反殆列为 I 类错殆，将磨牙关系近中的前牙反殆列为 III 类错殆（见图 5-1）。

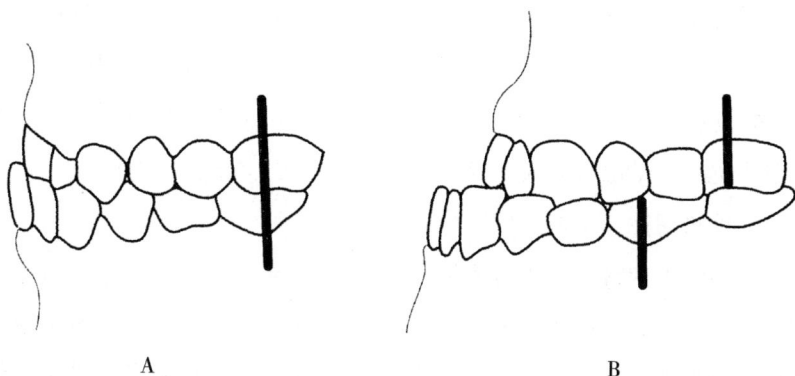

A—安氏 I 类，毛氏 II³；B—安氏 III 类，毛氏 II¹。

图 5-1　前牙反殆的牙性分类示意图

（二）毛氏分类

在毛燮均错殆分类法中，将前牙反殆列为两类，即后牙近中、前牙反殆（II¹）和后牙中性、前牙反殆（II³）。

安氏和毛氏分类都是涉及上下颌牙列的牙关系，而不涉及颌骨-颅面位置关系。

（三）按致病机制分类

（1）牙性：由于牙齿萌出、替换过程中的障碍，上下颌切牙的位置异常，造成单纯前牙反殆。这种前牙反殆，磨牙关系多为中性，上颌前牙舌倾、下颌前牙唇倾；骨性 I 类（0°≤ANB 角≤5°）。矫治一般较容易，预后良好。

（2）骨性：上、下颌骨生长不均衡造成的颌间关系异常，表现为下颌发育过度、上颌发育不足、骨性Ⅲ类（ANB角<0°）、下颌不能后退；磨牙近中关系、上颌前牙唇倾、下颌前牙舌倾。骨性前牙反𬌗又称为真性Ⅲ类错𬌗，矫治难度较大，严重者需要配合正颌手术。

（3）功能性：根据Moyers预测法，凡后天获得、神经-肌肉参与、下颌向前移位所形成的安氏Ⅲ类错𬌗，称为功能性Ⅲ类错𬌗或假性Ⅲ类错𬌗，其所伴有的下颌前突症状称为功能性或假性下颌前突。咬合干扰和早接触是诱发功能性前牙反𬌗的主要原因。此外，由口腔不良习惯、不正确哺乳、扁桃体肥大等引起的下颌位置前伸形成的前牙反𬌗和下颌前突也多属于此种功能性错𬌗之列。功能性前牙反𬌗，磨牙关系多为轻度近中，一般反覆盖较小，反覆𬌗较深，下颌骨大小、形态基本正常，但位置前移，显示出轻度的下颌前突和Ⅲ类骨面型。功能性前牙反𬌗的典型特征为下颌可以后退至上下颌前牙对刃关系，下颌后退或处于姿势位时，ANB角明显增大、侧貌也较牙尖交错位时有明显改善。单纯功能性前牙反𬌗的治疗反应较好，预后较佳。

功能性反𬌗患者常可以伴有不同程度的骨骼异常，骨骼性反𬌗病例也可以表现出一些功能因素。由于这两种因素常常同时存在，此时往往无法绝对区分功能性反𬌗或骨性反𬌗。所谓"功能性"或"骨性"的诊断一般是指反𬌗以某种因素为主要特征。

（四）鉴别诊断

1. 骨性前牙反𬌗与功能性前牙反𬌗的鉴别诊断

（1）有无家族史：骨性前牙反𬌗一般都有家族史，但并非所有骨性前牙反𬌗都有家族史。

（2）临床检查。临床检查时，一般检查以下几个项目。

①检查下颌闭合道：功能性前牙反𬌗常有下颌的功能性移位，下颌闭合道不规则，由下颌姿势位到牙尖交错位下颌前伸。牙尖交错位时前牙为反𬌗关系，面型为凹面型，下颌处于姿势位时可自行后退至前牙切对切，面型明显改善，改为直面型。

骨性前牙反𬌗往往没有下颌的功能性移位，下颌闭合道为规则的圆滑弧形，下颌难以后退至切对切。也有一些骨性患者下颌可以少许后退，但面型不会因此而改变。

②检查咬合关系：功能性前牙反𬌗在牙尖交错位时磨牙关系为近中关系、前牙反覆盖比较小，反覆𬌗比较深；下颌处于姿势位时磨牙关系可能为中性甚至为远中关系。

骨性前牙反𬌗磨牙关系为近中，尖牙关系也多为近中关系。反覆盖比较大，多超过3mm，反覆𬌗一般较小，甚至为开𬌗或开𬌗趋势。

③检查牙性的代偿：骨性前牙反𬌗有前牙的代偿，上颌前牙向唇侧倾斜，下颌前牙向舌侧倾斜。

（3）颌骨特征。①矢状类型：前牙反𬌗的上、下颌骨矢状关系（见图5-2）可分为上颌正常下颌前突型、上颌后缩下颌正常型、上下颌均正常型、上颌后缩下颌前突型、上下颌前突型和上下颌后缩型。

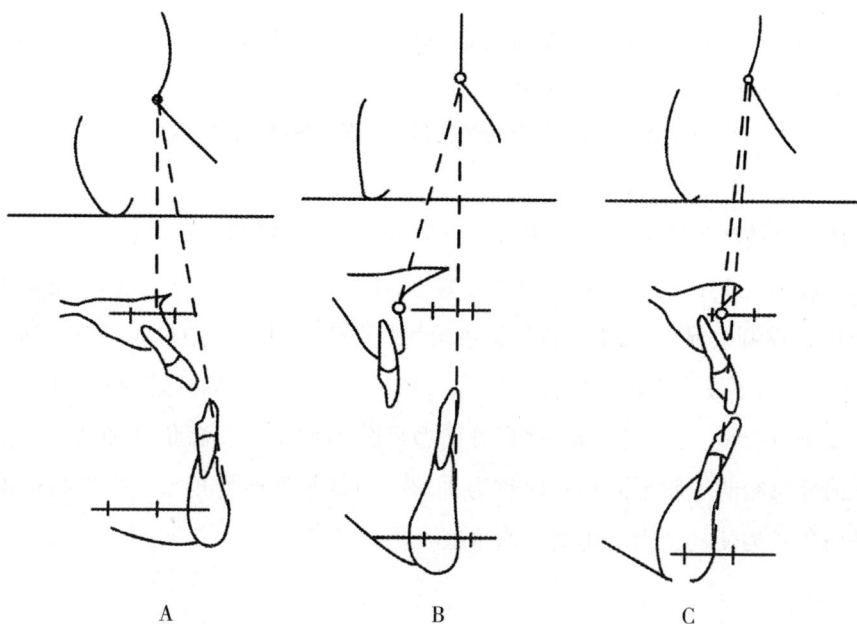

图5-2　骨性前牙反𬌗的类型示意图（矢状方向）（1）

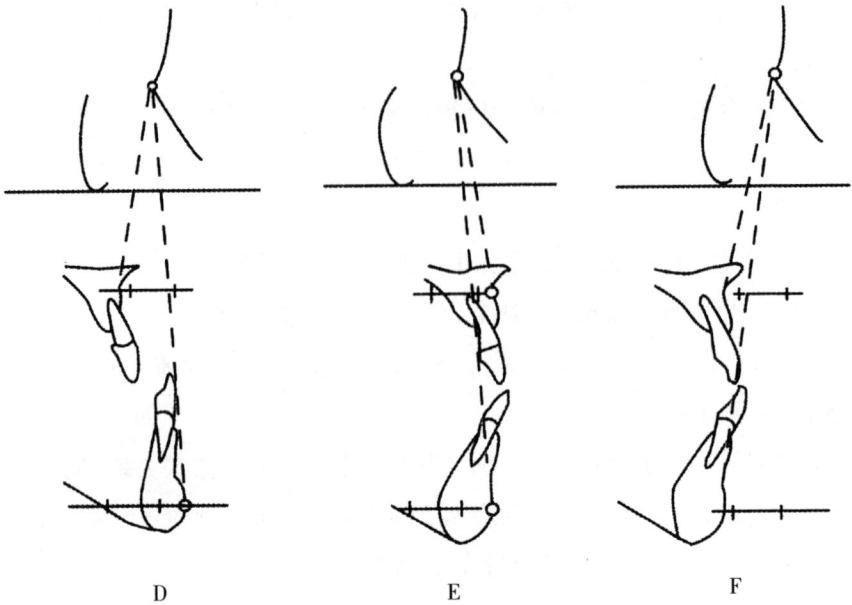

D   E   F

A—上颌正常下颌前突；B—上颌后缩下颌正常；C—上下颌均正常；D—上颌后缩下颌前突；E—上下颌前突；F—上下颌后缩。

图 5-2 骨性前牙反𬌗的类型示意图（矢状方向）（2）

    功能性前牙反𬌗上颌多为正常，下颌在牙尖交错位时可表现为前突，ANB角偏小或小于0°；骨性前牙反𬌗上颌多为后缩，下颌多为前突，ANB角偏小或小于0°。有调查显示，75%的Ⅲ类错𬌗为骨源性，其中下颌过大、位置前突约占47%，上颌发育不足、位置后缩约占19%，上下颌同时异常约占9%。

    ②垂直类型：前牙反𬌗的垂直骨面型可分为均角型、高角型和低角型。功能性前牙反𬌗的下颌平面角一般较为平坦，为低角型或均角型；骨性畸形的下颌平面角较为陡峭，为高角型或均角型（见图5-3）。

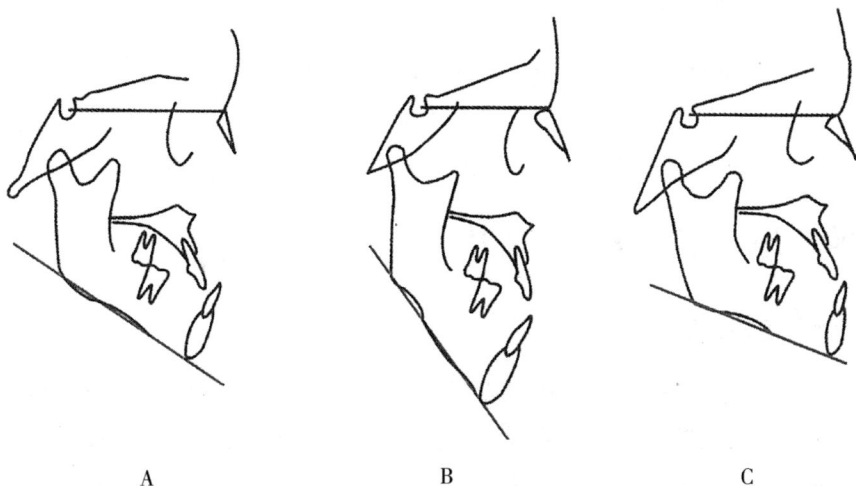

A—均角型；B—高角型；C—低角型。

图 5-3 骨性前牙反殆的类型示意图（垂直方向）

2. 正畸代偿治疗与正畸正颌联合治疗适应证的鉴别

（1）畸形的严重程度：ANB 角 0°～2° 为轻度，-2°～-4° 为中度，小于-4°为重度骨性畸形。一般轻度和中度骨性反殆可考虑正畸代偿治疗，中度以上可考虑正畸正颌联合治疗。当然随着种植支抗、引导性组织再生术（GTR）、牙周辅助加速成骨治疗（PAOO）等技术的不断创新和完善，使得正畸代偿治疗的范围越来越广。

（2）从三维角度分析畸形类型：若Ⅲ类骨性畸形不仅涉及矢状向还涉及合并垂直向错殆畸形，如合并开殆患者，则正畸代偿治疗的难度显著增加，更倾向于采用正畸正颌联合治疗。若Ⅲ类骨性畸形合并水平向错殆畸形，如伴有偏颌畸形，则也更倾向于正畸正颌联合治疗。

（3）牙周情况：牙周情况差、骨质吸收、牙齿松动、前牙去牙槽骨骨质薄等情况，会增加正畸代偿的治疗风险，应该尽量少移动牙齿，也倾向于采用正畸正颌联合治疗。

（4）治疗前牙齿代偿情况：治疗前，若前牙代偿已经较为严重，即上颌前牙较为唇倾，下颌前牙较为舌倾，正畸代偿治疗会加重前牙的倾斜，易造成殆创伤、骨开窗、骨开裂等情况。

（5）X线头影测量：ANB 角<-4°、LI-MP 角<82°、SNP 角>83°、颏角 IDP-MP<69°、联合变量 CV<201°是外科治疗的参考指征。

（6）软组织侧貌：Ⅲ类患者若颏部太突，则正畸代偿治疗往往难以改善侧貌，反而常导致下颌前牙舌倾，更倾向于采用正畸和正颌联合治疗。

四、颅面生长和预后估计

（一）颅面生长

前牙反𬌗的颅面结构有些较早出现异常，且随生长发育加重（如上颌长度不足、下颌位置前突、Ⅲ类骨面型），它们对前牙反𬌗的形成和发展都起着重要作用；有的虽然出现较早，但却并不随生长发育而加重（如后颅底前倾、上颌位置靠后、下颌体长度增大、面部生长靠前），它们只对前牙反𬌗的形成起重要作用；另外一些颅面结构异常，在生长发育过程中出现较晚（如下颌角开大）。

前牙反𬌗颅面生长发育仍是一个正在研究中的问题。对于一个年龄较小的反𬌗患者，如何预测其牙面畸形的发展、最终的严重程度以及可能采取的对策，目前仍然主要靠医生由经验推定。

（二）疗效与预后估计

前牙反𬌗的预后可以根据病史、临床检查、X线头影测量进行估计。

查阅有关发育期Ⅲ类患者正畸疗效预测的系统文献研究结果发现，下颌位置前突、下颌升支短、下颌体较长、下颌角大预后较差。然而，除下颌角被较多文献报道外，其他指标变化也很大。这提示临床上要综合考虑Ⅲ类的疗效评价与预后问题。

五、矫治

由于前牙反𬌗有随生长逐渐加重的趋势，因此早期矫治尤为重要。早期矫治方法相对简单，且有利于颌面部向正常方向发育。有的前牙反𬌗病例矫治较易，而更多病例可伴有牙列拥挤、牙弓宽度和高度不调及颜面不对称等，矫治难度较大。前牙反𬌗特别是骨性前牙反𬌗病例，反𬌗矫治后随生长发育有复发的可能，因此不少病例要分阶段治疗，矫治的时间比较长。前牙反𬌗的矫治器包括上颌拾垫矫治器、下颌前牙树脂联冠式斜面导板矫治器、功能调节器Ⅲ型（FR-Ⅲ）、口外上颌前方牵引器、头帽颏兜、固定矫治器等。

（一）矫治方案

在制订矫治方案时要根据各方面收集到的资料分析患者的现状，估计治疗的难易程度，预测将来的发展趋势。不同发育时期的患者治疗目的和处置方法各不相同。

1. 乳牙期

乳前牙反拾病例中，牙性和功能性反拾的病例比较常见，颌骨畸形一般不明显。此期的治疗目的在于：恢复下颌正常咬合位置，改善骨面型；解除前牙反拾，促进上颌发育，抑制下颌过度发育。

乳牙期改变牙位和移动下颌的可能性都很大。对于以牙齿因素为主的患者，简单的活动矫治器如上颌双曲舌簧拾垫式矫治器可以完成上述两个目的；而对于功能因素较明显的患者，功能性矫治器如下颌联冠式斜面导板矫治器、FR-Ⅲ都能收到很好的效果。最佳矫治时间在4~5岁，疗程一般为3~5个月。部分合并伸舌不良习惯的病例，反覆盖可能较大，甚至前牙开拾，但伴随不良习惯的纠正，反覆盖及开拾逐渐消除。少数骨骼畸形比较明显的病例治疗比较复杂，需要配合使用头帽和颏兜等口外装置，疗程也长一些。

一般认为，乳牙反拾矫治后，如果没有遗传因素，恒牙发生反拾的可能性减小；如果有遗传因素，乳牙反拾的矫治也对恒牙正常建拾有利，而且早期改正乳牙反拾有利于缓解家长的焦虑。

2. 替牙期

替牙期的前牙反拾可能为功能性与骨性的混合，因此要区别患者现有错拾类型并预估反拾的发展趋势。替牙期反拾的治疗复杂而多变，是前牙反拾治疗的关键期。

（1）无论是哪种类型的反拾，首先要通过上、下颌前牙的移动解除前牙反拾关系，以保证上、下颌骨的生长趋向正常，防止骨性前牙反拾的发生或发展。前牙反拾矫治之后要观察替牙过程，防止反拾的复发和拥挤的发生。

（2）反拾的类型不同，矫治过程有所差别，观察期的处理也不尽相同。

对于牙性反𬌗，通过唇倾上颌前牙、舌倾下颌前牙矫正。

对于功能性反𬌗，主要是消除功能因素，如通过压低前牙减小反覆𬌗，并引导下颌退回到正常位置。

对于骨性反𬌗，要区分问题是在上颌还是下颌。上颌发育不足多进行前方牵引，牵引前快速扩开腭中缝，有利于提高牵引的效果。观察期中可使用功能性调节器保持；下颌生长过度时治疗难度较大，因为很难抑制下颌向前生长。此类患者反𬌗的解除主要通过上、下颌前牙的代偿，必要时可以稍向前牵引上颌。观察期中可使用颏兜抑制下颌过度向前生长。

（3）替牙期前牙反𬌗伴有拥挤病例的矫治一般遵循以下原则：只要拥挤不影响反𬌗的矫治，不要急于减数，特别是上颌减数。

替牙期反𬌗的矫治可能涉及各种矫治器，包括活动矫治器、功能矫治器、固定矫治器等。

3. 恒牙早期

恒牙早期颌骨和牙颌的发育基本已完成，很难通过改变生长来调整颌骨关系，移动颌骨的可能性也不大，正畸治疗的目的是通过改变牙齿位置来建立适当的覆𬌗覆盖关系，掩饰已存在的骨性畸形。

恒牙早期上颌发育不足、伴上颌牙弓拥挤的反𬌗患者，为维护面型，拔牙应当谨慎。对于仍有一定生长潜力的病例，可尝试前方牵引促进上颌向前生长。可采用传统牙支持式或微钛板种植体辅助骨支持式前牵引。高角型病例扩大上颌牙弓有可能造成前牙开𬌗，此时可以考虑拔牙。患者生长完成、上颌牙弓拥挤严重，也应考虑拔牙矫治。

以下颌前突为主要特征的恒牙早期前牙反𬌗患者，正畸治疗常需要减数拔牙。根据下颌前牙需要舌倾移动的量，决定拔除下颌第一或第二前磨牙矫治关闭间隙，或者拔除下颌第二或第三磨牙，并利用种植钉作为支抗整体远中移动下颌牙列（见图5-4）。对于伴有前牙开𬌗或开𬌗倾向的高角型病例，首选拔除下颌第二或第三磨牙，后移并压低后牙，可同时解决矢状不调和垂直不调的问题。

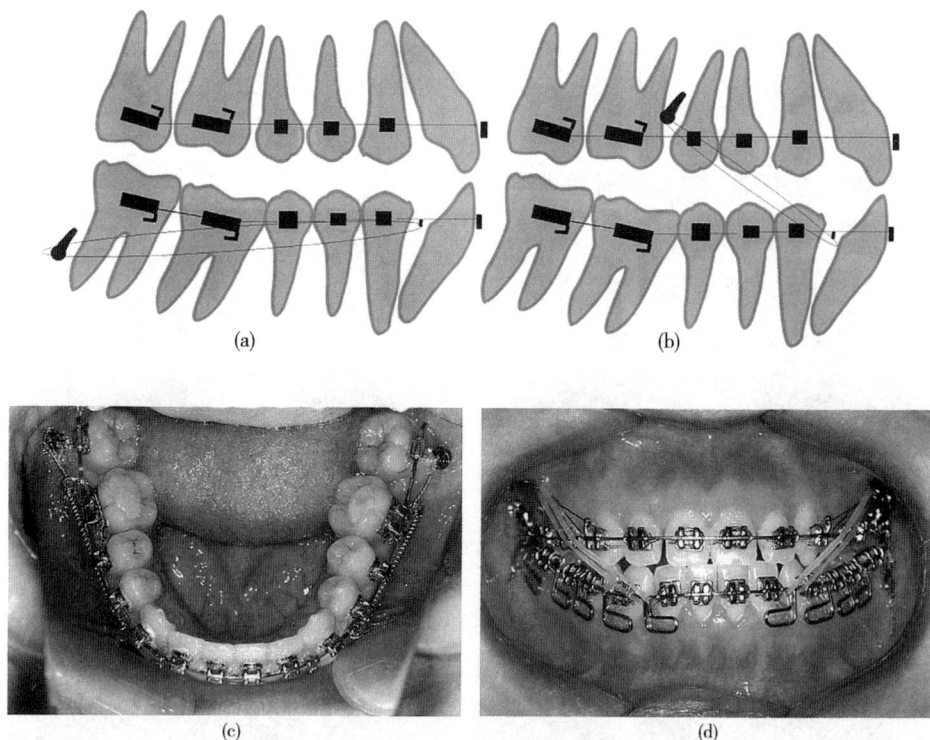

图 5-4　种植支抗辅助纠正反殆

需要强调的是，在确定是否拔牙和拔牙模式时要注意正畸的限度，防止超限矫治造成下颌前牙过度舌倾和上颌前牙过度唇倾，过度倾斜的切牙对牙周健康、功能、面型美观和治疗稳定性都不利。对于骨性Ⅲ类前牙反殆，需要综合考虑骨性畸形严重程度、生长发育预测、患者主观要求，谨慎选择正畸代偿治疗或留待成年后正畸正颌联合治疗。

（二）保持

牙性前牙反殆矫治后常规保持即可。骨性前牙反殆虽经矫治，在生长发育完成之前反殆仍有复发的可能，前牙反殆矫治后是否复发主要与患者下颌的生长有关，与殆保持与否关系不大。尽管如此，一般主张替牙期有骨性反殆倾向的患者矫治后要定期复查，观察颌骨生长与殆的发育，处理出现的牙弓拥挤，并酌情配合矫形力控制生长。

（三）典型病例

患者，恒牙初期。近中关系，前牙反𬌗，上颌牙列重度拥挤，下颌牙列轻度拥挤。

诊断：安氏Ⅲ类错𬌗，骨性Ⅲ类错𬌗。

治疗计划：拔除 15、25、34、44，直丝弓矫治技术。

治疗时间：24 个月。

病例详细如图 5-5 所示。

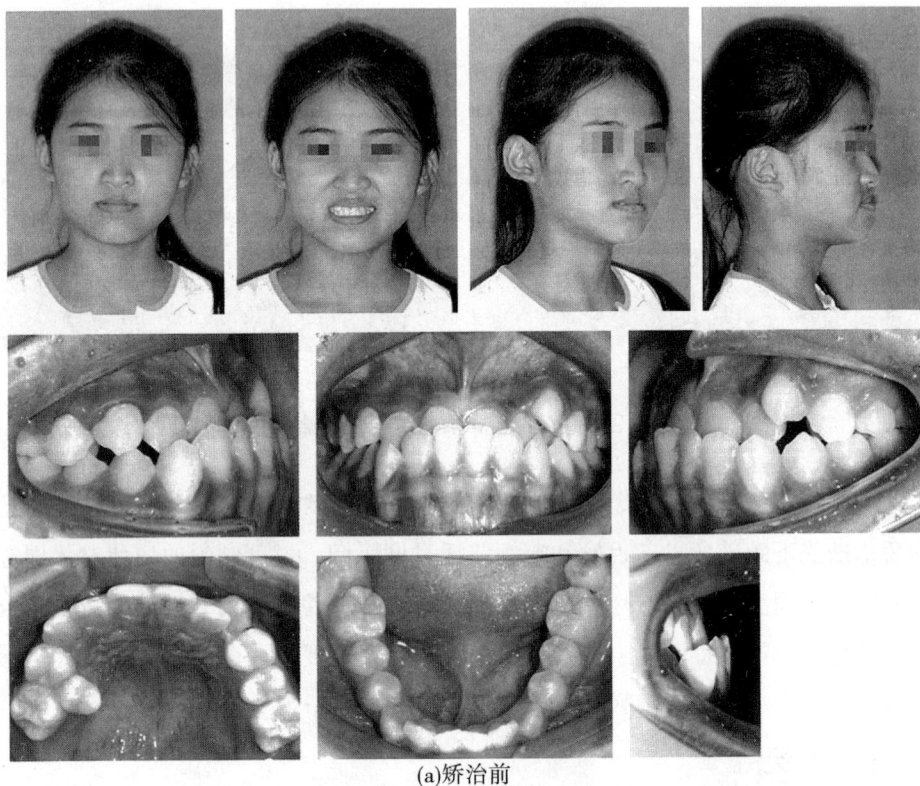

(a)矫治前

图 5-5　安氏Ⅲ类恒牙列前牙反𬌗矫治前后（1）

(b)矫治中

(c)矫治后

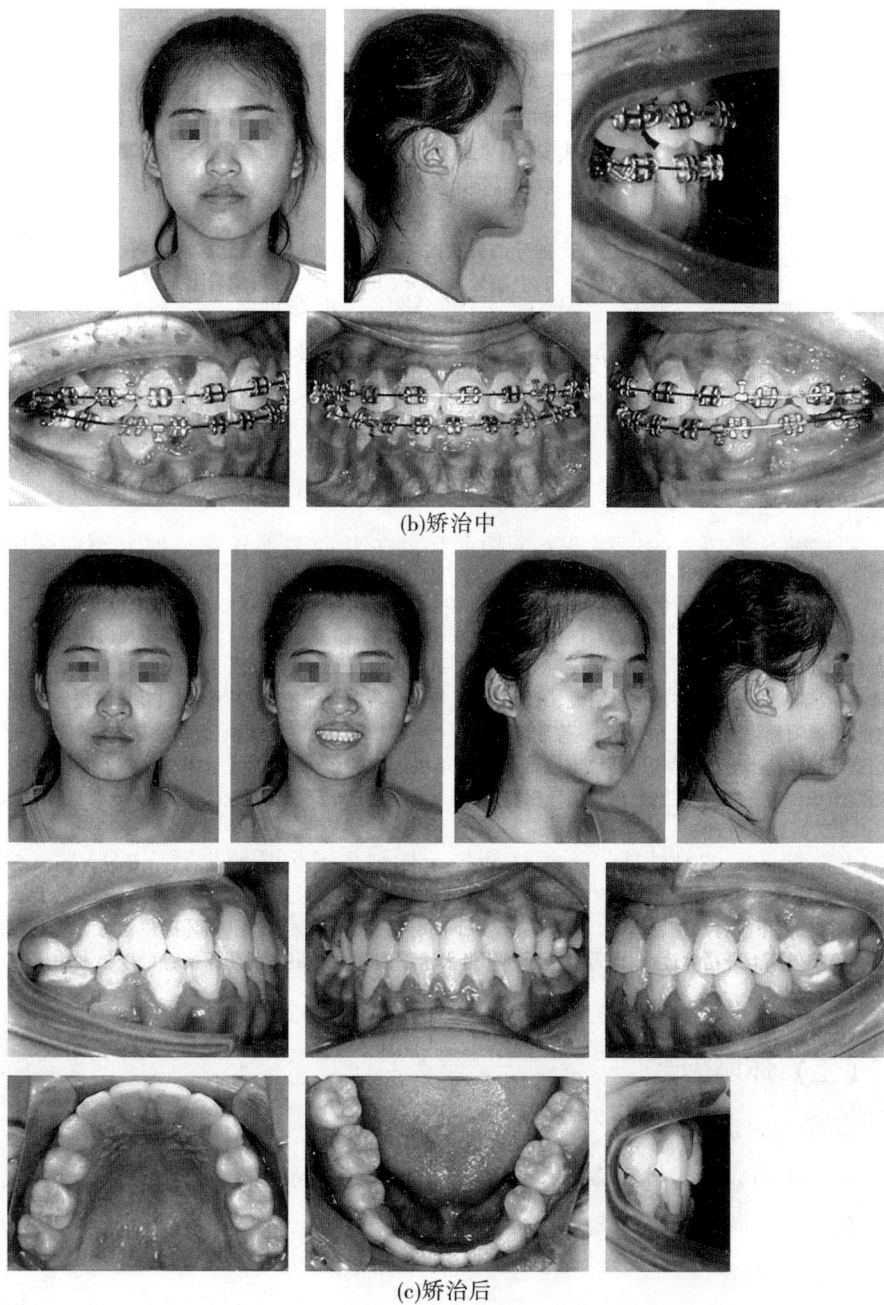

图5-5　安氏Ⅲ类恒牙列前牙反牙合矫治前后（2）

（崔玉美　杨吉垒）

第二节 前牙深覆盖

覆盖是指上下颌切牙切端间的水平距离。前牙深覆盖，即覆盖过大，是一种常见的错𬌗畸形，表现为上下颌（牙弓）矢状关系不调，其患病率仅次于牙列拥挤。此类畸形的磨牙关系多为远中𬌗，并常伴有前牙深覆𬌗，是典型的安氏Ⅱ类1分类错𬌗。另外，上颌前牙唇向错位、下颌前牙舌向错位或者下颌前牙先天缺失的安氏Ⅰ类错𬌗也会出现前牙深覆盖。此类错𬌗畸形影响面部美观，严重者还会影响正常的口腔生理功能。

一、病因

造成前牙深覆盖的原因是上下颌前牙的矢状向关系异常，如上颌前牙唇向倾斜、下颌前牙舌向倾斜；或者上下颌牙弓矢状关系不调，上颌牙弓前突、下颌牙弓后缩；或者上下颌骨矢状向关系异常，如上颌骨发育过度或者下颌骨发育不足等。上下颌骨或者上下颌牙弓关系不调受遗传因素与环境因素的影响。

（一）遗传因素

研究表明，Ⅱ类错𬌗上颌牙量相对于下颌牙量偏大。另外，受遗传因素调控的上颌前牙区的额外牙、下颌切牙先天性缺失及恒牙萌出顺序的异常，如上颌第一恒磨牙早于下颌第一恒磨牙萌出，或者上颌第二恒磨牙早于下颌第二恒磨牙或上颌尖牙萌出均可致前牙深覆盖。严重的骨骼畸形，如下颌发育过小、上颌发育过大也受遗传因素的影响。

（二）环境因素

1. 全身因素

全身疾病如钙磷代谢障碍、佝偻病等，由于肌及韧带张力减弱，引起上颌牙弓狭窄、上颌前牙前突和磨牙远中关系。

2. 局部因素

鼻咽部疾患，如慢性鼻炎、腺样体肥大等造成上气道狭窄而以口呼吸代之，逐渐形成口呼吸习惯。长期的口呼吸可形成上颌牙弓狭窄、前突、腭盖高拱，最终表现出前牙深覆盖和磨牙远中关系。此外，口腔不良习惯、替牙障碍和下唇局部瘢痕也可导致前牙深覆盖。长期吮拇指、咬下唇等可造成上颌前牙唇倾，下颌前牙舌倾、拥挤，前牙深覆盖，下颌位置靠后；深覆盖继发的咬下唇习惯可加重畸形的发展。替牙障碍，如上颌第二乳磨牙大面积邻面龋或早失，上颌第一恒磨牙异位萌出等因素，均可导致上颌磨牙前移形成远中关系，而使前牙呈深覆盖。下唇局部的瘢痕组织压迫下颌前牙舌倾，出现前牙深覆盖，严重者还会造成下颌后缩畸形。

二、临床表现

前牙深覆盖的临床表现为牙和颌骨的畸形。牙表现为上下颌前牙切端前后向的水平距离超过 3mm，磨牙多数表现为远中关系，少数情况也可以是中性关系。上下颌骨关系可以表现为上颌骨前突，或者下颌骨后缩，或者上颌骨前突合并下颌骨后缩。多数情况下，前牙深覆盖患者的上颌牙弓宽度较下颌牙弓宽度窄，而且上颌牙列牙量大于下颌牙列牙量。前牙深覆盖可以根据距离大小进行分度。

前牙深覆盖的分度：Ⅰ度，3mm<覆盖≤5mm；Ⅱ度，5mm<覆盖≤8mm；Ⅲ度，覆盖>8mm。

三、诊断

前牙深覆盖根据临床表现及 X 线头影测量结果来诊断。按照前牙深覆盖的病因机制，可以分为牙性、功能性和骨性。

（一）牙性

前牙深覆盖主要是由于上下颌前牙位置或牙的数目异常造成的，如上颌前牙唇向、下颌前牙舌向错位；或上颌前部额外牙或下颌切牙先天性缺失，口腔不良习惯等。此种局部原因造成的前牙深覆盖，一般没有上下颌骨之间以及颅颌面关系的明显不调。

（二）功能性

由于神经肌肉反射引起的下颌功能性后退；也可以由牙因素所致。例如，当上颌牙弓尖牙和后牙段宽度不足时，下颌在咬合时被迫处于后退的位置，形成磨牙远中关系、前牙深覆盖。功能性下颌后缩，上颌位置一般正常，当下颌前伸至中性磨牙关系时，上下颌牙弓矢状关系基本协调，面型明显改善。

（三）骨性

由于颌骨发育异常导致上下颌处于远中关系。ANB 角通常大于 5°。上下颌前牙可出现明显的代偿，体现为上颌前牙直立，下颌切牙唇倾。典型表现为安氏Ⅱ类 1 分类错𬌗。

对于骨性前牙深覆盖错𬌗患者，其颅面骨骼类型可分为三类：①上颌正常，下颌后缩；②下颌正常，上颌前突；③上颌前突，下颌后缩。

临床研究表明，在形成安氏Ⅱ类 1 分类错𬌗的骨骼因素中，下颌后缩是主要因素。多数患者表现为下颌后缩，有些患者则表现为下颌后缩伴有上颌前突。这提示医生对于处于生长发育期的患者，通常可以采用生长改良治疗，如使用功能性矫治器以促进下颌发育，以达到矫治前牙深覆盖的目的。当然有些患者也可以使用口外弓来抑制上颌发育，以利于下颌骨的向前生长。

四、矫治

（一）早期矫治

一般在替牙期到恒牙早期进行，多采用矫形力矫治器或功能矫治器对颌骨畸形进行生长改良。

（1）去除病因：破除各种口腔不良习惯，治疗鼻咽部疾患等。

（2）及时处理替牙期出现的问题

①拔除上颌前牙区域的额外牙，关闭上颌前牙间隙，减小前牙覆盖。

②及时治疗乳牙龋病，第二乳磨牙早失后及时安装间隙保持器。

③若上颌第一恒磨牙已经前移，可用摆式矫治器或口外弓推磨牙向后，矫正磨牙远中关系，恢复前磨牙的萌出间隙。

（3）当上颌牙弓宽度轻中度不足时，可使用活动或固定扩弓矫治器扩弓。当上颌牙弓严重狭窄时，可以采用腭中缝开展增加上颌牙弓宽度。在纠正上颌牙弓狭窄的同时可以创造间隙，利于上颌前牙向后移动，进而减小前牙深覆盖。

（4）对于下颌前牙舌向倾斜的患者，可以采用下颌唇挡（见图 5-6）撑开下唇，从而打破下颌前牙的内外力量平衡。舌肌力量促使下颌前牙唇向移动，进而减小深覆盖。

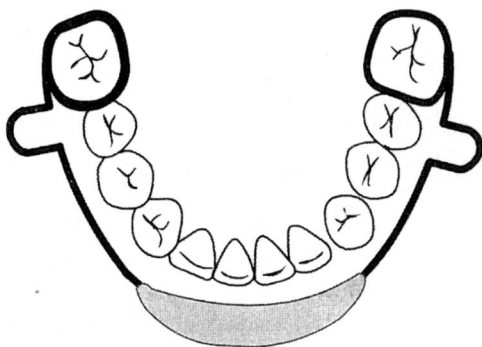

图 5-6　下颌唇挡示意图

（5）生长改良治疗：对于存在上下颌骨关系不调的功能性或骨性前牙深覆盖患者可以进行生长改良治疗。最佳治疗时间在青春生长迸发期开始时，即生长发育高峰期曲线的上升阶段。在恒牙早期，下颌仍保留一定的生长潜力，下颌长度与相对于颅底的突度仍有一定程度的增大。因此，对于恒牙早期病例的治疗应充分利用患儿的生长发育潜力，使用生长改良矫正上下颌骨在三维方向上的不调，而不宜过早进行拔牙矫治。待早期矫治完成后，重新评估牙颌面畸形程度，再决定是否拔牙。大多数患者需要在恒牙期进行二期综合性矫治。

①充分利用下颌向前生长的潜力：从替牙期到恒牙期，下颌骨经历了快速生长期，在此期间下颌的总长度和下颌相对于颅底的突度（SNB 角）均有明显的增大。前牙深覆盖多由下颌后缩造成，因此利用快速生长发育期下颌骨的向前生长是矫正前牙深覆盖、远中磨牙关系和增进面部和谐与平衡的有效方法。此阶段可采用功能矫治器（如肌激动器、双殆垫矫治器或 Herbst 矫治器等）使磨牙关系由Ⅱ类变为Ⅰ类，减小前牙深覆盖和深覆殆，以利于二期治疗。这种方法对于下颌平面角较小的低角病例特别适合。在使用功能性矫治器的治疗中也会出现后部牙槽高度增加、下颌前牙唇倾度增大的情况。对以下颌后缩为主、下颌平面角较大的Ⅱ类高角病例，临床上常将高位牵引口外弓与带有上颌后牙殆垫的肌激动器联合使用。

②远中移动上颌与控制上颌向前生长：由于大多数前牙深覆盖病例的上颌位置相对正常，真正的上颌前突并不多见。而且即使使用口外弓远中移动上颌，上颌突度（SNA角）的减小也极其有限。因此，正畸临床上将上颌骨远中移动的必要性和可能性均很小。真正的骨骼畸形通常需要采用外科手术矫治。

正畸临床上常做的是控制上颌向前的发育。对于有上颌前突或前突倾向的病例，在生长发育早期使用口外弓限制上颌向前生长，与此同时，下颌能向前发育追上上颌，最终建立正常的上下颌矢状关系。同时，口外弓有推上颌牙弓整体后移或推上颌磨牙向后的作用，这也有利于改善磨牙远中关系。

在使用口外弓对上颌骨或上颌牙弓施加矫形力的时候需要注意，施加牵引力的方向不同会使上颌后部牙槽高度产生改变。颈牵引，即低位牵引有使上颌后部牙牙槽高度增加、下颌向后向下旋转、下颌平面角增大的作用，这对低角病例的治疗有利。高位牵引有使后部牙牙槽高度减小的作用，能减少正畸治疗中上颌后牙垂直向高度的增加，这对高角病例的治疗有利。

（二）一般矫治

一般矫治一般在恒牙期开始。

除了单纯牙性畸形外，多数前牙深覆盖会伴有不同程度的颌骨及颅面关系不调。轻度或中度骨骼关系不调时，正畸治疗常需要减数拔牙。在间隙关闭过程中，通过上下颌牙齿、前后牙齿的不同移动，代偿或掩饰颌骨的发育异常。

1. 牙性错𬌗

对于牙性错𬌗，应根据牙列拥挤度、前牙唇倾度等因素决定矫治方案。

对于上下颌牙列无拥挤或者轻度拥挤，上颌前牙唇倾，上颌后牙有足够间隙的患者，多采用不拔牙矫治，推上颌磨牙向远中移动的方法，缓解前牙拥挤，矫治Ⅱ类磨牙关系。如上颌牙弓相对下颌牙弓狭窄，需要配合上颌扩弓以协调牙弓宽度。如上颌牙列牙量较大，则需要在上颌牙列做适度的邻面减径以协调上下颌牙量关系。如上颌后牙间隙不足，可考虑拔除上颌两个第二前磨牙来减小前牙深覆盖。

推上颌磨牙向远中矫治的最佳时机在第二恒磨牙未萌出前，此时向远中移动上颌第一恒磨牙，每侧可以得到2~4mm的间隙。如果矫治时第二恒磨牙已萌出，而且其远中的骨量足够上颌磨牙后移，只要患者配合，也能使用口外力推磨牙向远中。

推磨牙向远中可以采用口外弓、口内固定矫治器或二者兼用、种植体支抗配合固定矫治器。近年出现的透明矫治器也可推磨牙向远中，并取得较好疗效。

（1）口外弓：内弓的前部应离开切牙2~3mm，使用口外弓推上颌磨牙向远中时，每侧牵引力为200~300g，每天戴用10h以上，并且应根据患者的面部垂直发育调整牵引力的方向。

（2）口内矫治器：目前经常使用的是摆式矫治器，其后移磨牙的弹簧曲由β-钛丝制成，并用改良的南西氏弓增加支抗。一般不需要使用口外弓。此外，也可以使用改良南西氏弓和螺旋推簧推上颌磨牙向远中。由于该方法使用上颌前磨牙和前牙以及硬腭前部为支抗，因此在推上颌磨牙向远中的同时会导致支抗牙的前移。此外，该方法还会导致上颌后牙伸长，因此不适合前牙覆殆较浅的病例。

（3）种植体支抗：使用种植体支抗配合固定矫治器远中移动上颌牙列有两种方式。一是在上颌双侧颧牙槽嵴植入种植支抗钉，利用种植体支抗整体远中移动上颌牙列，改善磨牙远中关系，减小前牙覆盖；二是先在上颌第一磨牙与第二前磨牙之间植入种植支抗钉，使用间接支抗稳定上颌前磨牙，同时利用螺旋推簧推上颌磨牙向远中移动。当上颌磨牙远中移动到位后，在上颌第一和第二磨牙之间再次植入种植支抗钉，利用种植体支抗远中移动上颌前磨牙和上颌前牙，此时还需要拆除上颌第一磨牙与第二前磨牙之间的种植支抗钉。对于下颌前牙舌倾患者，则可以唇向移动下颌前牙，以减小前牙覆盖。必要时可采用Ⅱ类颌间牵引，利于下颌前牙唇向移动，并利于磨牙关系向中性关系调整。

对于上下颌前牙均有唇倾，伴或不伴有拥挤，通常采用拔牙的方法进行矫治。一般会拔除上颌第一前磨牙，合并拔除下颌第一或者第二前磨牙进行矫治。这样不仅利于前牙覆殆覆盖关系的纠正，还利于上下颌磨牙关系的调整，以达到中性的磨牙和尖牙关系。

对于下颌前牙先天缺失造成的前牙深覆盖，若上颌牙弓正常，下颌牙弓前部发育不足，可采用固定矫治器扩展缺失的下颌前牙间隙，改善前牙覆盖，日后修复牙列缺损。若上颌前牙较唇倾，下颌位置正常，则可以上颌单颌拔除第一前磨牙，利用拔牙间隙内收上颌前牙，矫正前牙深覆盖。

2. 骨性错𬌗

这类错𬌗治疗的目标如下：①解除可能存在的牙列拥挤，排齐牙列；②减小前牙的深覆盖；③减小前牙的深覆𬌗；④矫正磨牙远中关系。为达到这一矫治目标，需要拔牙提供间隙。常用的拔牙模式是减数上颌第一前磨牙和下颌第二前磨牙，对于生长发育潜力较大的患者，也可考虑减数上下颌第一前磨牙。需要注意的是，患者的磨牙远中关系越严重，前牙覆盖越大，下颌越后缩，减数的选择应为上颌第一前磨牙和下颌第二前磨牙（见图 5-7）。

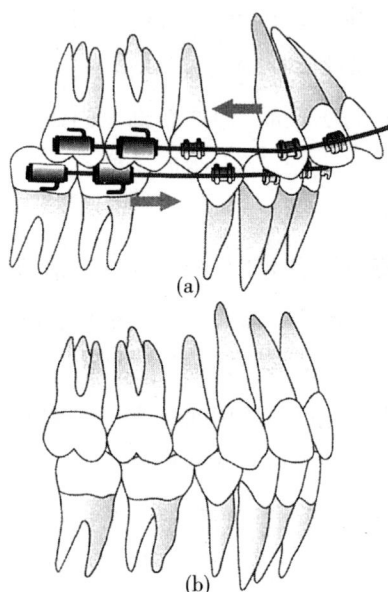

图 5-7　前牙深覆盖拔牙矫治示意图

上颌牙弓拔牙间隙主要用于上颌牙列排齐、上颌前牙后移、减小覆盖；下颌牙弓拔牙间隙主要用于下颌牙列排齐整平、下颌后牙前移、矫正磨牙关系。

正畸治疗过程：恒牙期拔除 4 颗前磨牙的前牙深覆盖患者，多采用固定矫治器治疗。矫治过程分为 3 个阶段：①排齐和整平牙弓；②关闭拔牙间隙，矫治前牙深覆盖与远中磨牙关系；③𬌗关系的精细调整。在上述 3 个阶段的治疗中，第 2 阶段为整个矫治过程的重点，以直丝弓矫治器为例简单介绍如下。

（1）排齐整平上下颌牙列：可颌内牵引远中移动上颌尖牙，使上下颌尖牙成为中性关系。如果希望上颌前牙能进行最大限度地内收，此时可配合使用口外弓或在上颌后牙区植入种植支抗钉，以加强上颌磨牙支抗。下颌尖牙一般不需要单独向远中移动。

（2）内收切牙、减小覆盖：关闭拔牙间隙和内收上颌前牙是矫正前牙深覆盖的主要方法，此阶段应当使用方丝，多采用滑动法内收上颌前牙。应注意对上颌切牙进行转矩控制，在内收的同时进行根舌向/冠唇向控制。若使用圆丝，上颌切牙的移动将为不可控的倾斜移动，间隙关闭后上颌切牙将会过于直立，甚至舌向倾斜，这不仅影响切牙的功能、美观，而且会造成磨牙远中关系不能完全矫正。

上颌前牙内收时，由于"钟摆效应"，前牙的覆殆将加深，使原本在第一阶段得以控制或矫正的深覆殆重新出现。为此，需要使用摇椅弓丝，在内收的同时继续整平牙列。

内收上颌前牙时也应当进行支抗控制，对于需要较多后移上颌切牙的病例，可以同时使用Ⅱ类颌间牵引，并配合口外弓，或使用种植体支抗协助内收上颌前牙。

（3）磨牙关系矫正：在内收切牙时常常配合使用Ⅱ类颌间牵引，起到保护上颌磨牙支抗、消耗下颌磨牙支抗的作用，有利于磨牙关系的矫正。治疗中若使用口外弓或种植体支抗，上颌磨牙的前移会得到更有效的控制，此时不一定需要使用Ⅱ类颌间牵引。通过这些共同作用，前后牙段会发生不同比例的近远中移动，最终前牙达到正常的覆盖关系，磨牙建立中性殆关系。

应指出的是，磨牙关系中性是正畸治疗追求的目标，但并非每一个患者都能够达到此目标，特别是年龄较大的患者。例如，当上颌牙弓前突而下颌牙弓基本正常时，可以仅拔除两个上颌第一前磨牙，内收上颌前牙减小覆盖，使尖牙达到Ⅰ类关系，而磨牙为完全远中关系，仍可以得到良好的形态和功能。

（三）正畸正颌联合治疗

成人患者严重的上颌前突和（或）下颌后缩畸形可进行正颌外科手术治疗。术前多需要拔除下颌第一前磨牙，解除下颌前牙过度唇倾，进一步增大前牙覆盖。上颌牙列也可能需要配合拔除上颌一对前磨牙，以排齐上颌牙列，解除上颌前牙的过度唇倾。

为上颌做 Le Fort I 型截骨术或上颌前部截骨术，可以有效调整上颌骨和上颌牙弓的形状和位置。为下颌做升支矢状劈开截骨术，可以使下颌前移至正确的位置。通过上、下颌截骨后的调位，可使前、后牙建立正常关系，并协调牙颌面关系，极大地改进口腔功能和颜面美观度。

五、典型病例

患者，凸面型，上颌前突，下颌后缩，磨牙和尖牙完全远中关系，前牙深覆𬌗、深覆盖。上下颌牙列轻度拥挤。

诊断：安氏 II^1 类；毛氏 II^2+IV^1+II^1；骨性 II 类。

治疗计划：早期矫治，上颌快速扩弓，使用肌激动器导下颌向前，1 年后使用直丝弓矫治器治疗。

病例详情如图 5-8 所示。

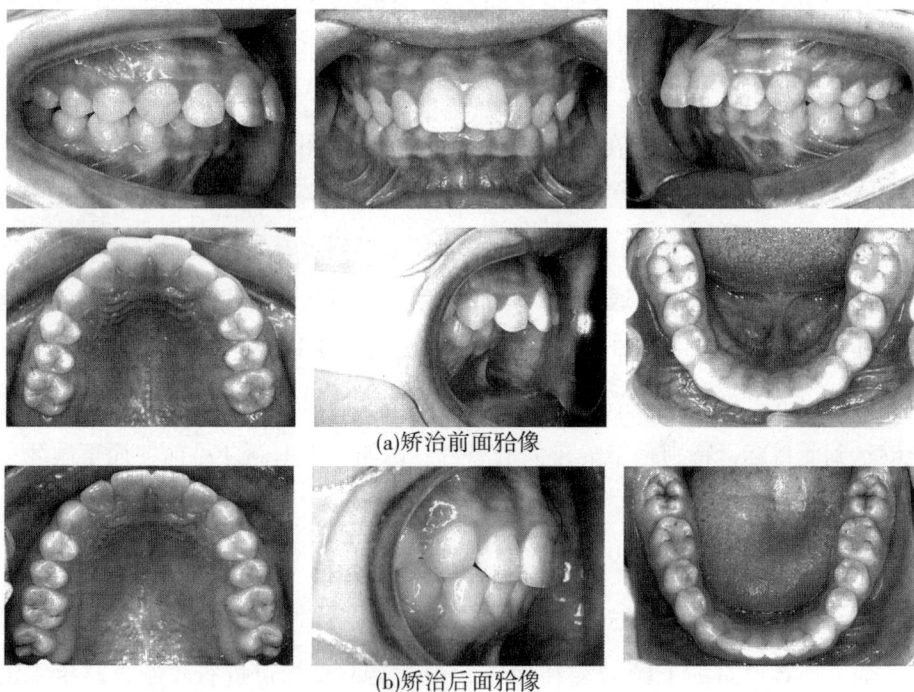

(a)矫治前面𬌗像

(b)矫治后面𬌗像

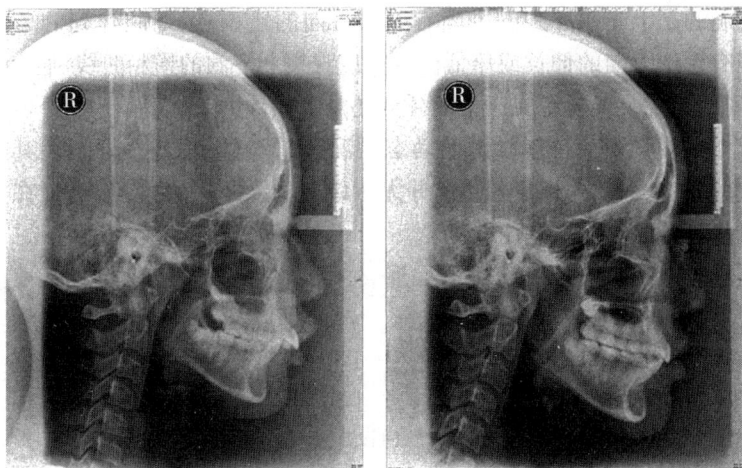

(c)矫治前后X线片（左：矫治前；右：矫治后）

图 5-8 矫治前后面殆像和 X 线片

（崔 凯 王文丽）

第三节 后牙反殆

后牙反殆可见于乳牙列、替牙列和恒牙列。它往往因上颌牙弓狭窄或上颌后牙舌侧倾斜所造成，也有小部分患者是由下颌牙弓过宽或下颌后牙颊侧倾斜引起的。临床上，后牙反殆可发生在单侧，也可发生在双侧；可表现为个别后牙反殆，也可以是多数后牙反殆。

一、病因

（一）牙性因素

乳磨牙早失或滞留引起替牙后上颌后牙舌向错位或下颌后牙颊向错位，可导致个别后牙反殆；上颌牙列后牙区的拥挤可导致上颌牙列个别牙舌侧移位，而造成个别后牙反殆。

（二）功能性因素

（1）一侧多数牙龋坏，只能用另一侧咀嚼，日久可导致该侧多数后牙反殆。

（2）对一侧下颌的不正常压力，如长期一侧托腮的习惯，可使下颌逐渐偏向另一侧，引起另一侧多数后牙反𬌗。

（3）替牙期由于咬合干扰引起下颌偏斜，也常引起单侧后牙反𬌗。

（三）骨性因素

（1）口呼吸患者舌处于低位，颊肌压力相对增大，上颌牙弓逐渐变窄，可引起双侧多数后牙反𬌗。

（2）唇腭裂患者，由于上颌牙弓宽度发育不足或手术后瘢痕的影响，常表现为双侧后牙反𬌗。

（3）巨舌症导致下颌牙弓过宽，也可引起后牙反𬌗。

（4）髁突良性肥大，容易引起下颌偏斜，导致单侧后牙反𬌗。

二、临床表现

后牙反𬌗的解剖学表征为下颌后牙的颊尖及其舌斜面位于相应上颌后牙颊尖及颊斜面的颊侧。后牙反𬌗可发生于单侧后牙段，也可发生于双侧后牙段。后牙反𬌗大多伴有𬌗干扰和上下颌牙列咬合接触后发生的下颌骨功能性移位。严重的后牙反𬌗还可伴有颞下颌关节的症状及颜面畸形。

三、诊断

与其他错𬌗畸形的诊断相似，后牙反𬌗的诊断也需要在矢状向、水平向及垂直向上辨明牙性和骨性畸形的部位和严重程度，从而为后牙反𬌗的诊断和矫治奠定基础。

首先，需要明确的是上下颌牙列的排列有无颊舌向的错位，上下颌牙列的牙冠有无颊舌向的倾斜，上下颌牙列有无垂直向的伸长或压低。同时应观察上下颌的横𬌗曲线，通过横𬌗曲线的检查可以提示牙冠倾斜的问题主要是存在于上颌牙列还是下颌牙列。

其次，应检查上下颌牙列咬合接触时的动态情况，以了解干扰是否存在及其严重程度。例如，单侧后牙反𬌗患者常在上下颌牙列接触之前并无下颌牙列及下颌骨的偏斜，但在上下颌牙列接触后，由于𬌗干扰而导致下颌骨的功能性移位。

最后，对上下颌骨及牙列基骨的诊断也很重要，以明确上下颌骨及牙列基骨在颊舌向及垂直向的不调情况。

对于一些比较复杂的后牙反殆病例，可能还需要运用殆架辅助诊断，在明确髁突位置的前提下，更准确地诊断上下颌牙列基骨和牙列的位置关系，同时明确殆干扰的存在位置。

四、矫治

（一）牙性后牙反殆的矫治

（1）上颌后牙舌向倾斜引起的后牙反殆：①采用上颌扩弓矫治装置颊向移动上颌后牙，纠正牙齿颊舌向的倾斜度，使后牙反殆得以矫治。常见的上颌扩弓装置为分裂基托扩弓装置、四眼圈簧扩弓器、W形扩弓装置、上颌螺旋扩弓装置等（见图5-9）。②对于单侧后牙反殆，可使用单侧放置双曲舌簧的上颌单侧殆垫矫治装置、单侧翼上颌活动扩弓矫治装置等，注意在健侧增强支抗，防止健侧牙齿过多向颊侧倾斜。③采用固定矫治装置，利用上下颌后牙间的交互牵引来矫治舌向倾斜的上颌后牙，需要注意的是，在进行交互牵引时，下颌牙弓应换用较粗弓丝，以避免上下颌后牙间交互牵引时的反作用力破坏下颌后牙的正常颊舌向倾斜度。

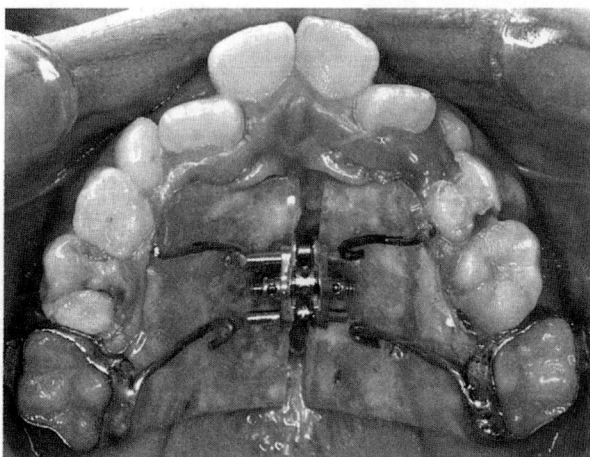

图5-9　上颌螺旋扩弓装置

（2）下颌后牙颊向倾斜引起的后牙反殆：多采用上下颌后牙间的交互牵引

来矫治。此时，上颌牙弓应换用较粗的弓丝，避免交互牵引时的反作用力破坏上颌后牙的正常颊舌向倾斜度。

（3）后牙拥挤导致的个别牙反𬌗：多通过减数或其他方法创造间隙，利用固定矫治装置的弓丝作用，或者配合上下颌后牙间的交互牵引使其得到矫治。

（二）骨性后牙反𬌗的矫治

（1）上颌牙弓狭窄引起的后牙反𬌗：腭中缝闭合前，多采用上颌扩弓矫治装置，如上颌螺旋扩大装置，快速扩弓以开展腭中缝，同时配合上颌后牙的颊向移动，使后牙反𬌗得到矫治。腭中缝闭合后，对于轻度上颌牙弓狭窄引起的后牙反𬌗，仍可使用上颌扩弓矫治装置，多为慢速扩弓治疗，通过上颌后牙的代偿性颊向移动矫治后牙反𬌗；对于重度上颌牙弓狭窄引起的后牙反𬌗，单纯的扩弓治疗难以打开腭中缝时，可通过种植体或者手术辅助的上颌快速腭开展或正颌外科手术来矫治。

（2）下颌牙弓过宽引起的后牙反𬌗：对于轻中度下颌牙弓过宽引起的后牙反𬌗，可通过上下颌后牙间的交互牵引，使下颌后牙代偿性舌向移动来加以矫治，或者通过扩大上颌牙弓，使之适应过宽的下颌牙弓，达到矫治后牙反𬌗的目的；对于重度下颌牙弓过宽引起的后牙反𬌗，通过单纯正畸的方法缩窄下颌牙弓比较困难时，通常只能采用正颌外科手术缩窄过宽的下颌牙弓，矫治后牙反𬌗。

在后牙反𬌗的矫治过程中，可配合牙尖的适当调磨，以利于建立正常的咬合关系。骨性后牙反𬌗，在生长发育期间矫治效果较好，反𬌗矫治后可以配合咬肌、颞肌的训练，以巩固矫治效果及建立平衡。另外，后牙反𬌗的患者常常伴有牙弓矢状关系的不调，矢状不调的矫治可以改善横向关系的不调，也可以加重横向关系不调的程度，在制订治疗计划时应充分考虑这一点。

五、典型病例

典型病例如图 5-10 所示。

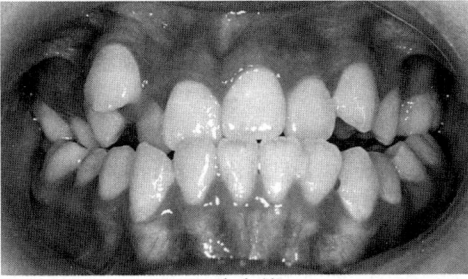

(a)治疗前

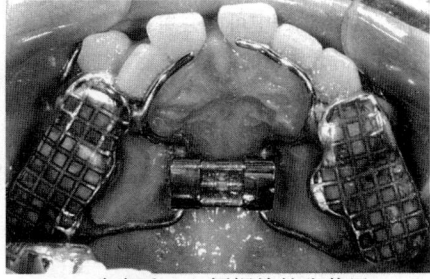

(b)治疗后，上颌螺旋扩张装置

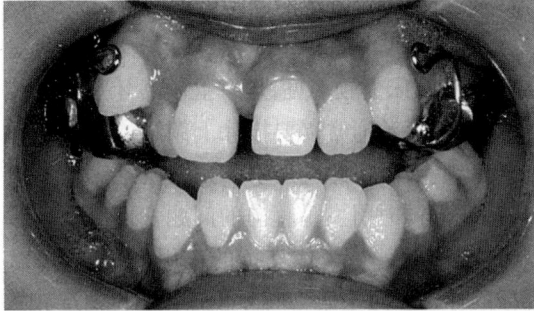

(c)治疗后，上颌中切牙之间由于快速扩张产生了间隙

图 5-10　后牙反殆的矫治

(于　月　曹　欢)

参考文献

[1] 何三纲．口腔解剖生理学［M］.8 版．北京：人民卫生出版社，2020.

[2] 葛秋云，杨利伟．口腔疾病概要［M］.3 版．北京：人民卫生出版社，2016.

[3] 王晓娟．口腔临床药物学［M］.5 版．北京：人民卫生出版社，2020.

[4] 边专．口腔生物学［M］.5 版．北京：人民卫生出版社，2020.

[5] 高岩．口腔组织病理学［M］.8 版．北京：人民卫生出版社，2020.

[6] 周学东．牙体牙髓病学［M］.5 版．北京：人民卫生出版社，2020.

[7] 孟焕新．牙周病学［M］.5 版．北京：人民卫生出版社，2020.

[8] 张志愿．口腔科学［M］.9 版．北京：人民卫生出版社，2018.

[9] 陈谦明．口腔黏膜病学［M］.5 版．北京：人民卫生出版社，2020.

[10] 梁景平．临床根管治疗学［M］.2 版．上海：上海世界图书出版公司，2018.

[11] 张祖燕．口腔颌面医学影像诊断学［M］.7 版．北京：人民卫生出版社，2020.

[12] 张志愿．口腔颌面外科学［M］.8 版．北京：人民卫生出版社，2020.

[13] 全国卫生专业技术资格考试用书编写专家委员会．口腔医学（专科）［M］.北京：人民卫生出版社，2018.

[14] 赵信义．口腔材料学［M］.6 版．北京：人民卫生出版社，2020.

[15] 傅民魁．口腔正畸专科教程［M］.北京：人民卫生出版社，2020.

[16] 赵志河. 口腔正畸学 [M]. 7版. 北京：人民卫生出版社, 2020.

[17] 张志勇. 口腔颌面种植修复学 [M]. 上海：上海世界图书出版公司, 2009.

[18] 李新春. 口腔修复学 [M]. 2版. 北京：科学出版社, 2014.

[19] 宫苹. 口腔种植学 [M]. 北京：人民卫生出版社, 2020.

[20] 赵铱民. 口腔修复学 [M]. 8版. 北京：人民卫生出版社, 2020.